Neuropsychologie der Epilepsien

„Omnia mutantur, nihil interit“ (Ovid)

In Memoriam

Prof. Dr. med. Rolf Kruse

Lehrer und Freund

Fortschritte der Neuropsychologie
Band 9

Neuropsychologie der Epilepsien
von Dr. Hans Mayer

Neuropsychologie der Epilepsien

von Hans Mayer

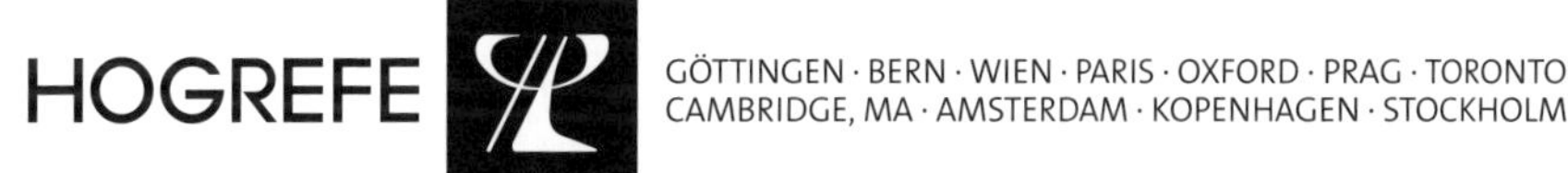

Dr. Hans Mayer, geb. 1950. 1972–1978 Studium der Psychologie in Tübingen und Gießen. 1989 Promotion. 1978–1980 klinische Arbeit mit Kindern und Jugendlichen in verschiedenen stationären Einrichtungen der Jugendhilfe. Seit September 1980 klinischer (Neuro-)Psychologe am Epilepsiezentrum in Kehl-Kork. Wissenschaftliche Arbeitsschwerpunkte: Neuropsychologische Nebenwirkungen der AED, Entwicklungsstörungen und Teilleistungsstörungen, Entwicklungsverläufe epileptischer Syndrome, Persönlichkeit und Epilepsie, postchirurgische Verläufe.

Bibliografische Information der Deutschen Nationalbibliothek
Die Deutsche Nationalbibliothek verzeichnet diese Publikation in der Deutschen Nationalbibliografie; detaillierte bibliografische Daten sind im Internet über http://dnb.d-nb.de abrufbar.

Göttingen · Bern · Wien · Paris · Oxford · Prag · Toronto
Cambridge, MA · Amsterdam · Kopenhagen · Stockholm
Rohnsweg 25, 37085 Göttingen

http://www.hogrefe.de
Aktuelle Informationen · Weitere Titel zum Thema · Ergänzende Materialien

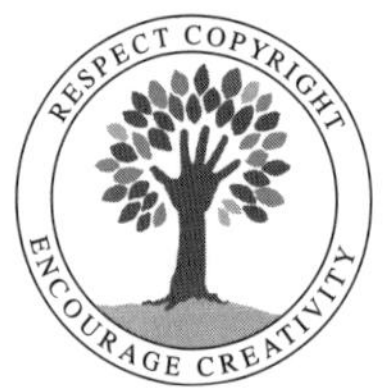

Umschlagbild: © Bildagentur Mauritius GmbH
Satz: ARThür Grafik-Design & Kunst, Weimar
Druck: Hubert & Co, Göttingen
Printed in Germany
Auf säurefreiem Papier gedruckt

ISBN 978-3-8017-1976-0

Inhaltsverzeichnis

1 Beschreibung der Störung

1.1 Historische Anmerkungen

Epilepsien gehören zu den ältesten Erkrankungen, die geschichtlich überliefert sind. Bereits in Schriften der ägyptischen Antike wie auch in der berühmten Gesetzessammlung „Codex Hammurapi“ des babylonischen Königs Hamurapi (1728–1686 v. Chr.) wird von Epilepsie als Benu-Krankheit („bennu“ = fallen, Neigung zum Fallen) berichtet.

Wohl keine andere Erkrankung hat bereits in vorchristlicher Zeit wie auch in den folgenden Jahrhunderten Wissenschaft und Gesellschaft in ähnlicher Weise beschäftigt. Vor allem der „Große Anfall“, der „Grand-Mal“, der ja bis heute das Bild der Epilepsie in der Öffentlichkeit prägt, hat Menschen schon immer tief beeindruckt und der Erkrankung zu trauriger Berühmtheit verholfen. Da zu dieser Zeit keine befriedigenden, dem Kausalitätsbedürfnis genügende Erklärungen bzw. Theorien über die Entstehung epileptischer Anfälle zur Verfügung standen, entwickelten sich zwangsläufig metaphysische, transzendente, zum Teil geradezu irrationale Szenarien über den vermeintlichen Entstehungsprozess dieser „beeindruckenden“ Erkrankung. Hierfür sind auch die unzähligen Namen, die mit dieser Krankheit in Verbindung gebracht worden sind (Schneble, 1989) ein unbestreitbarer Beleg. Insbesondere Bezeichnungen wie „Morbus Sacer“, also heilige Krankheit, bereits im sechsten vorchristlichen Jahrhundert gebraucht, beschreiben die unerklärliche und beängstigende Aura, die auch den Erkrankten zugeschrieben wurde. Die Vorstellung, dass Menschen an einer heiligen Krankheit leiden, nährte und bahnte den Glauben an eine göttliche Heimsuchung. Letztlich steht auch der heute gebräuchliche Name „Epilepsie“, abgeleitet von dem griechischen Verb epilambanein (επιλαμβανειν), was gepackt sein oder ergriffen sein bedeutet, in dieser Denktradition (Schneble, 2005).

1.2 Definition

Eine Epilepsie ist gekennzeichnet durch das kontinuierliche Auftreten epileptischer Anfälle, die nicht durch eine offensichtlich erkennbare Ursache provoziert werden (im Gegensatz zu Gelegenheitsanfällen). Der epileptische Anfall ist eine von vielen möglichen krankhaften Reaktionsformen des Gehirns. Er ist in der Regel eine vorübergehende Reaktion auf eine Schädigung und/oder Funktionsstörung des Gehirns.

Tabelle 1:
Strukturelle und funktionelle Hirnareale, die bei einer fokalen Epilepsie relevant sind (nach Lüders et al., 1993, und Wieser & Jallon, 2002)

Hirnareal	Beschreibung	Untersuchungsmethode
Irritative Zone	Kortikale Area, die epileptische Spitzen generiert	Elektroenzephalogramm (EEG)
Zone des Anfalls-ursprungs	Kortikale Area, die Anfälle generiert oder initiiert	EEG
Epileptogene Läsion	Strukturelle Läsion, die die direkte Ursache von Anfällen darstellt	Computertomogramm (CT), Magnetresonanztomogramm (MRT), Histopathologie
Symptomatogene Zone	Hirnregion, die die ersten Anfallssymptome produziert	EEG mit Verhaltensbeobachtung (gewöhnlich simultane Video-EEG-Aufzeichnung)
Zone des funktionellen Defizits	Kortikale Area, die nicht epileptische Anfälle produziert	Neurologische und neuropsychologische Untersuchung; Positronen-Emissions-Tomographie (PET), Single Photon Emission Computed Tomography (SPECT)
Epileptogene Zone	Gesamtheit der Hirngebiete, welche notwendig ist, um Anfälle zu generieren und welche entfernt werden muss, um Anfallsfreiheit zu bewirken	Unbekannt

Diese Reaktion kann sich in den verschiedensten Verhaltensformen (Anfällen) manifestieren. Je nach Ursprungsort der epileptischen Aktivität, die in mittelbarem Zusammenhang mit dem Läsionsort steht (Tab. 1), kann sich ein Anfall in bestimmten sensorischen, motorischen oder kognitiven Funktionsstörungen äußern (Deonna & Roulet-Perez, 2005). Je komplexer das Anfallsgeschehen ist, desto mehr treten Kombinationen der einzelnen Funktionsstörungen in den Vordergrund.

Epileptische Anfälle haben Symptomcharakter

Epileptische Anfälle haben in der Regel Symptomcharakter und sind damit Ausdruck der spezifischen hirnorganischen oder hirnfunktionellen Irritation. In der Vielfalt der möglichen Anfallserscheinungen spiegelt sich eine bizzare und verzerrte Form der Gehirnfunktionen wider (Janz, 1981).

Es wird unterschieden zwischen sogenannten Gelegenheitsanfällen, d. h. akuten Anfällen bei einer bestimmten zerebralen Affektion und chronisch rezidivierenden Anfällen. Zur ersten Gruppe gehören vor allem Fieberkrämpfe im Kindesalter oder Alkoholentzugsanfälle (Bauer, 2002). Als Symptom einer Epilepsie gelten Anfälle nur dann, *wenn sie unabhängig von einer akuten und transienten Gehirnerkrankung auftreten.*

Unter der Berücksichtigung pathogenetischer und pathophysiologischer Faktoren ist aber die Grenze zwischen akuten bzw. okkasionellen Anfällen und chronisch rezidivierenden Anfällen schwierig zu ziehen. So sind nämlich in ca. 5 bis 10 % der Fälle Fieberkrämpfe das Initialsymptom einer chronischen Anfallsbereitschaft und damit einer Epilepsie (Doose, 1998).

Übermäßige, hypersynchrone Entladung größerer Neuronengruppen

Elektrophysiologisch ist das gemeinsame Merkmal epileptischer Anfälle eine übermäßige, gleichzeitige (hypersynchrone) Entladung größerer Neuronengruppen. Lokalisation und Beteiligungsumfang dieser Neuronengruppen sind für die spezifische klinische Symptomatik bestimmend. Die pathologische Erregung kann sich von der anfallsgenerierenden Region auf andere Hirnregionen ausbreiten (Wieser, 2002).

1.3 Klassifikationssysteme

Die Vielfalt der epileptischen Anfallserscheinungen zu ordnen und zu klassifizieren bzw. sie in Syndromen, d. h. (vorläufigen) Krankheitsentitäten zusammenzufassen hat eine lange Tradition. Die im Folgenden dargestellte Klassifikation epileptischer Anfälle und Syndrome der Internationalen Liga gegen Epilepsie aus dem Jahre 1989 (Commission on Classification, 1989) ist auch heute noch weithin anerkannt.

Jede Klassifikation muss immer als kleinster gemeinsamer Nenner verstanden werden, auf den sich führende Fachwissenschaftler vorübergehend geeinigt haben. Dies bedeutet, dass eine Klassifikation kein Selbstzweck und kein Dogma sein sollte, sondern eine vorläufige Gesprächsgrundlage.

Einteilung nach fokalen und generalisierten Anfällen

Unumstrittene Basis jeder Klassifikation von epileptischen Anfällen (bzw. epileptischen Syndromen) ist die Einteilung nach fokalen und generalisierten Anfällen (s. Abb. 1):

- *Fokale Anfälle:* Ausgangspunkt ist hier eine bestimmte Gehirnregion, zum Beispiel bei einem komplex fokalen Anfall u. U. der Termporallappen.
- *Generalisierte Anfälle:* Ausgangspunkt ist auch hier eine Gehirnregion wie zum Beispiel bei Absencen der Thalamus. Die sich entwickelnde epileptische Aktivität erfasst von Beginn an aber das „gesamte" Gehirn bzw. beide Hirnhälften. Die nahezu „schlagartige" Ausbreitung hat im entsprechenden generalisierten EEG-Muster ihr elektrophysiologisches Begleitgeschehen.

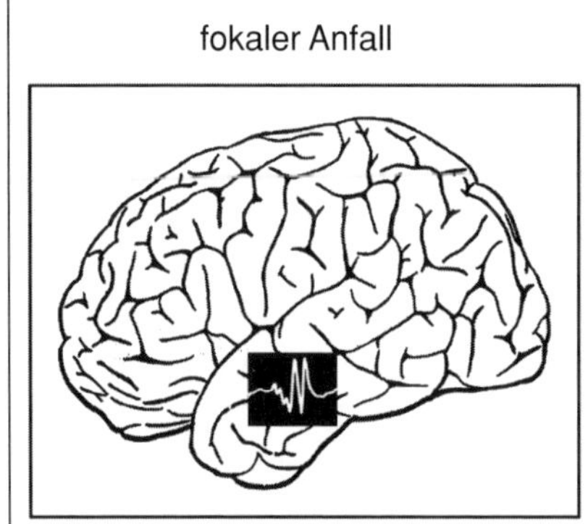

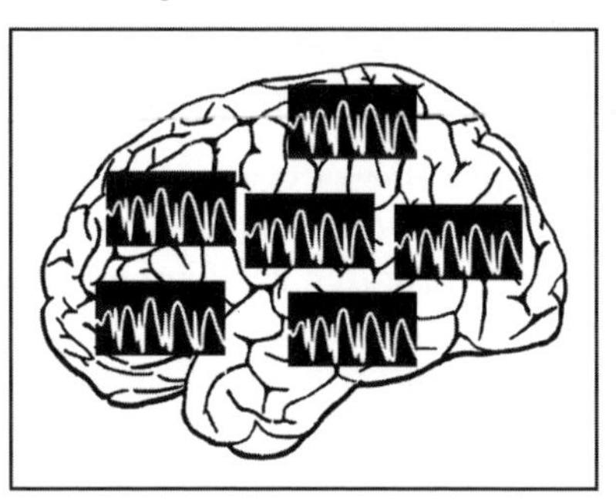

Abbildung 1:
Bei fokalen Anfällen entwickelt sich epileptische Aktivität in einer umschriebenen Hirnregion. Bei generalisierten Anfällen umfasst die epileptische Aktivität von Beginn an das gesamte Gehirn.

Bleibt während des Anfallsgeschehens das Bewusstsein erhalten, spricht man von einem einfach-fokalen Anfall. Kommt es zu Bewusstseinseinschränkungen bis hin zum Verlust desselben, spricht man von einem komplex-fokalen Anfall.

Die exakte klinische Beobachtung und Beschreibung von Anfällen und der damit assoziierten objektiven und subjektiven Phänomene ist für die Diagnosestellung auch in Zeiten hochkomplexer Analysetechniken unverzichtbar. Sie ist die Basis therapeutischer Entscheidungen. Herausragende diagnostische Bedeutung hat neben der klinischen Beschreibung des Anfalls vor allem das (digitale) EEG sowie verschiedene Bildgebungstechniken (MRT, PET, SPECT). Das EEG ist die einzige Methode, welche die abnormen Synchronisationen neuronaler Netze direkt erfassen kann (Schulze-Bonhage, 2005).

Eine valide Differenzialdiagnose fußt vor allem auf einer präzisen Anfallsbeschreibung. Nur so ist es möglich, epileptische von nicht epileptischen Anfällen abzugrenzen, die epileptischen Anfällen phänomenologisch sehr ähnlich sein können, *wiewohl sie nicht durch eine Hirnschädigung oder eine Hirnfunktionsstörung verursacht sind* (vgl. Kapitel 1.5 Differenzialdiagnosen).

1.4 Symptombeschreibung

In Anlehnung an Bacher (2006) lassen sich epileptische Anfälle in fokale und generalisierte Anfälle unterteilen. Weitere Differenzierungsmöglichkeiten werden im Folgenden beschrieben.

1.4.1 Fokale Anfälle

1.4.1.1 Einfach-fokale Anfälle

Die epileptische Aktivität bleibt auf eine Hirnregion begrenzt, eine Ausbreitung in benachbarte Hirnareale ist möglich. Die epileptische Aktivität führt je nach beteiligter Hirnregion zu unwillkürlicher und abnormer motorischer Aktivität des Körperteils oder zu Wahrnehmungsstörungen (Halluzinationen). Das Bewusstsein ist nicht beeinträchtigt. Einfach-fokale Anfälle können verbunden sein mit:

1. *motorischen Symptomen: u. a.*
   - klonisch mit Ausbreitung (sog. „march of convulsion“ oder auch Jackson-Anfall) oder als
   - Versivanfall, Haltungsanfall (tonische Drehbewegung von Augen, Kopf, Rumpf, oft in Verbindung mit tonischem Anheben eines Armes oder anderer tonischer Extremitätenhaltungen),
   - negativ-motorisch (Bewegungsunfähigkeit, Lähmung, Erstarren des Bewegungsablaufes),
   - sog. „Todd'sche Lähmung“: nach einem fokalen Anfall für einige Zeit (i. A. im Minutenbereich) anhaltende Lähmung im betroffenen Bereich oder mit
   - Kloni (mehr oder weniger rhythmisch wiederholte gleichartige Zuckungen) oder mit
   - Myoklonien (in unregelmäßiger Folge auftretende mehr oder weniger verschieden stark ausgeprägte Zuckungen).
2. *somatosensorischen oder speziellen sensorischen Halluzinationen:*
   - Sinnesempfindungen aus der Haut, dem Unterhautgewebe und der Muskulatur (somatosensorisch, sensibel): Kribbeln, Ziehen, Ameisenlaufen, Spannen, Elektrisieren u. a.,
   - optische Sinneseindrücke: meist bunte Formen, Blitze u. a.; selten kommt es zu regelrechten, real empfundenen Figuren und Szenen,
   - akustische Sinneseindrücke: meist in Form von Tönen und Geräuschen, selten Musik, Worte,
   - meist unangenehme Geruchswahrnehmungen,
   - Geschmacksempfindungen,
   - Empfindung von Schwindel oder Bewegung im Raum,
   - negativ-sensorisch: Abschwächung oder Ausfall einer Sinneswahrnehmung, z. B. Leiserhören, Ausfälle im Gesichtsfeld.
3. *vegetativen Symptomen, wie z. B.:*
   - unangenehme, oft aufsteigende Gefühle im Oberbauch (epigastrische Aura),
   - Harn- oder Stuhldrang, Einnässen oder Einkoten,
   - Herzklopfen, Angstgefühle,
   - Gesichtsröte oder Blässe, Schwitzen, Gänsehaut, Frösteln,
   - Pupillenerweiterung, Speichelfluss.

4. *psychischen Symptomen:*
   - traumartiges Erleben der Umwelt, Erinnerungstäuschungen,
   - Gefühl ungewöhnlicher Vertrautheit (déjà-vu) oder Fremdheit (jamais-vu),
   - Veränderung des Zeiterlebens,
   - Zwangsgedanken, Denkunfähigkeit,
   - ungewöhnliche gefühlsmäßige Tönung der Umwelt (angenehm-belustigend oder auch gegenteilig),
   - Gefühl erhöhter Bewusstseinshelligkeit, „Offenbarungsempfindungen", mystische, transzendente Empfindungen (außerordentlich selten).

Einfach-fokale Anfälle können eigenständig vorkommen oder sich zu einem komplex-fokalen Anfall oder tonisch-klonischen Anfall (Grand-Mal) weiterentwickeln (Generalisierung). Einfach-fokale Anfälle mit sensorischen, vegetativen und neuropsychologischen (psychischen) Symptomen nennt man auch Auren. Eine Aura ist ein einfach-fokaler Anfall, dessen Symptome erlebt werden, aber für Außenstehende sehr häufig nicht direkt erkennbar sind.

Aura: einfach-fokaler Anfall

Die Mehrzahl der einfach-fokalen Anfälle wird von den Patienten als unangenehm und beängstigend wahrgenommen. Positives Anfallserleben kommt selten vor (Stefan et al., 2004), kann aber dann in Einzelfällen ein Hindernis für die Therapie darstellen.

1.4.1.2 Komplex-fokale Anfälle

Komplex-fokale Anfälle lassen sich in gewisser Weise zwischen den einfach-fokalen und generalisierten Anfällen einordnen. Sie können einfach-fokal beginnen (beeinflussen die Gehirnaktivität) und sich soweit im Gehirn ausbreiten, dass das Bewusstsein beeinträchtigt wird. Der Patient ist während des Anfalls nicht bewusstlos (im Sinne von komatös). Er wirkt wach, nimmt aber Umweltreize nur eingeschränkt wahr, reagiert nicht reizangemessen, die Erinnerung an das Erleben während des Anfalls fehlt häufig gänzlich.

Es gibt zwei klassische Typen, wobei die Anfallsgestalt je nach Propagation der pathologischen Erregung (Anfallsausbreitung) interindividuell sehr vielgestaltig sein kann. Intraidividuell besteht eine hohe Übereinstimmung hinsichtlich eines bestimmten Anfallstyps. Dies schließt aber nicht aus, dass es bei einer Person zu verschiedenen Anfallsgestalten kommen kann.

1. *Temporallappenanfälle („psychomotorische Anfälle")*

Typische Elemente sind
- oft epigastrische, Angst- oder Déjà-vu-Auren,
- starrer Blick, Bewegungsverharren,

- Automatismen: Mundbewegungen (oroalimentäre Automatismen), Handbewegungen wie Nesteln, Zupfen, komplexere „sinnlose“ Handlungen wie Ausziehen, desorientiertes, aber oft sehr zielstrebiges Umhergehen, Zerren und Schieben von Gegenständen,
- automatische nicht situationsbezogene Sprachäußerungen oder unverständliche Lautäußerungen,
- keine oder ungerichtet-diffuse Reaktion auf Ansprache, kein Befolgen von Aufforderungen, eventuell automatische handgreifliche bis aggressive Reaktionen (möglich beim Versuch der Beeinflussung des Anfallsverhaltens),
- vegetative Erscheinungen, vor allem Speichelfluss, Blässe oder Gesichtsröte, weite Pupillen, die nicht auf Licht reagieren, Einnässen,
- einseitige verkrampfte (dystone) Arm- oder Handhaltung.
- Im Anfallsablauf, vor allem zu Beginn, kann durch vorübergehende allgemeine Tonuserhöhung oder Tonusverlust auch ein Sturz auftreten.
- Das Ende des Anfalls ist unscharf, der Patient kehrt allmählich wieder ins normale Bewusstsein zurück und hat dann im Allgemeinen nur eine Erinnerung an die Aura, falls diese besteht.
- Dauer: gewöhnlich im Minutenbereich, sehr kurze (sekundenlange) und sehr lange Anfälle (30 Minuten) können vorkommen.

2. *Frontallappenanfälle*

Bei Frontallappenanfällen wird eine mehr oder weniger ausgeprägte Bewusstseinsbeeinträchtigung mit automatisierten Bewegungsmustern beobachtet:
- tonische Haltungen, Ganzkörperbewegungen (Wälzen, Schaukeln …), grob-bizarre Arm- und Beinbewegungen (Radfahren …), wilde Bewegungstürme, Lautäußerungen,
- Dauer: Die Anfallsdauer ist im Allgemeinen kurz.

Besonders charakteristisch ist der *hypermotorische* Anfall:
- häufig aus dem Schlaf heraus auftretend,
- evtl. eine schwer bestimmbare kurze Aura,
- heftige Bewegungen von Rumpf und Extremitäten (Schaukeln, Sichherumwerfen, Grimassieren, Gestikulieren, Herumlaufen, heftiges Schlagen mit Armen und Beinen, erhebliches Verletzungs- und Zerstörungspotenzial),
- Lautäußerungen, oft sehr laut und wild,
- automatisches emotionales Ausdrucksverhalten, vor allem Angst und Wut,
- Dauer: meist sehr kurz bis kurz (unter einer Minute), abruptes Ende.
- Kurze Anfälle werden vom Patienten manchmal machtlos miterlebt.
- Manche Patienten stürzen dabei aus dem Bett und schlafen daher lieber auf einer Matratze auf dem Boden.

3. *Parietallappenanfälle*

Sie imponieren als einfach- oder komplex-fokale Anfälle mit und ohne Generalisierung. Meist werden somatosensorische bzw. sensible Symptome und (oder) motorische Symptome beobachtet. Symptome sind oft wegen der raschen Ausbreitungstendenz flüchtig. Beobachtet werden auch: visuelle Halluzinationen, vertiginöse Symptome, Körperschemastörungen und Metamorphopsie.

4. *Okzipitallappenanfälle*

Die Symptome können formlose einfache visuelle Phänomene (Funken, Blitze und Phosphene) sein, selten treten komplexere visuelle Ereignisse auf. Es kann zwischen „Positiv-Phänomenen" und „Negativ-Phänomenen" unterschieden werden.

Positiv-Phänomene umfassen elementare oder komplexe Halluzinationen:
- plötzlich auftretende, Sekunden dauernde farbige, geometrische, streifen- und kreisförmige Phosphene u. a.,
- komplexe Wahrnehmungsentstellungen wie Mikropsie, Makropsie, Metamorphopsie oder illusionistische Verkennungen von Wahrnehmungen.

Negativ-Phänomene umfassen Skotome, Hemianopsie, Amaurose.

Neben Anfällen mit sensorischer Symptomatik werden je nach Läsion des Okzipitallappens auch okulomotorische Anfälle mit tonischer Augendeviation sowie der „epileptische Nystagmus" beobachtet. Breitet sich das Anfallsgeschehen von der Okzipitalregion aus, entstehen je nach Propagationsweg kombinierte Anfallsformen z. B. mit temporaler oder frontaler Symptomatik.

1.4.2 Generalisierte Anfälle

Bei diesen Anfällen umfasst die epileptische Aktivität das ganze Gehirn. Das Bewusstsein ist im Allgemeinen aufgehoben.

Absencen („typische-einfache") bestehen ganz oder fast ausschließlich aus einer Bewusstseinsstörung (Bewusstlosigkeit). Diese beginnt und endet plötzlich, dauert 5–10 Sekunden, unterbricht Handeln und Erleben. Absencen gehen mit einem starren, leeren Blick einher. Bei komplexen Absencen treten leichte, meist motorische Begleiterscheinungen hinzu: Verdrehen der Augen, Rückneigung des Kopfes, automatische Bewegungen, milde Tonuserhöhungen oder leichtere atonische Phänomene, milde Kloni vor allem um die Augen (Blinzelabsencen), vegetative Erscheinungen (u. a. Pulsbeschleunigung, Änderung der Gesichtsfarbe).

Atypische Absencen sind absenceartige Anfälle, die unscharf beginnen und enden und/oder länger dauern und/oder ausgeprägtere Begleiterscheinungen aufweisen. Dies ist eigentlich kein eigenständiger Anfallstyp, sondern umfasst milde oder uncharakteristisch ausgeprägte Anfälle verschiedener Art, z. B. komplex-fokale oder tonische Anfälle oder kurze dichte Serien myoklonischer oder atonischer Anfälle.

Myoklonische Anfälle. Hierunter versteht man plötzliche symmetrische Muskelzuckungen meist in Oberkörper und Armen, in der leichtesten Ausprägung sind nur die Augenlider betroffen (Blinzler) oder nur der Kopf (Nicker). Bei stärkerer Ausprägung entstehen meist eine Vorwärtsbewegung der Arme und eine Beugung im Oberkörper. Es besteht Sturzgefahr bei Beteiligung von Hüften und Beinen. Ob eine Bewusstseinsstörung vorliegt, lässt sich wegen der Kürze des Anfalls oft nicht klären.

Klonische Anfälle. Hier kommt es zu wiederholten Kloni mit abnehmender Frequenz und gleichbleibendem Bewegungsausmaß bei meist kurzer postiktaler Phase.

Tonische Anfälle. Es handelt sich um eine rasche bis blitzartig einschießende beidseitige Verkrampfung (Dauer: Sekunden bis unter eine Minute). Das Bewusstsein ist dabei aufgehoben oder wenigstens eingeschränkt. Typisches Haltungsmuster: Augen offen und nach oben verdreht, Kopf gebeugt, Arme angehoben, Rumpf gebeugt. In verdünnter Form sieht man nur ein Verdrehen der Augen nach oben. Sie können mit heftigen Stürzen einhergehen (Verletzungsgefahr), aber auch schlafgebunden sein und haben meist eine hohe Frequenz.

Tonisch-klonische Anfälle (Grand-Mal). Typischerweise beginnen diese Anfälle meist plötzlich mit Bewusstseinsverlust, Tonuserhöhung am ganzen Körper und Sturz (relativ selten mit ernsten Verletzungen), evtl. begleitet vom „Initialschrei“ (unschöne rein mechanische Lauterzeugung durch Auspressen der Luft aus den Lungen durch den verkrampften Kehlkopf hindurch). Während dieser Phase kann der Patient verschiedene, auch asymmetrische Haltungen einnehmen oder von einer verkrampften Haltung in eine andere übergehen. Die Tonuserhöhung ist von einem mehr oder weniger groben Zittern überlagert. Die Augen sind offen und verdreht. Die Atmung stockt aufgrund der Verkrampfung der Atemmuskeln. Die Tonuserhöhung wird dann zunehmend abgelöst von allmählich gröber werdenden beidseitigen Kloni, die schließlich nachlassen. In dieser Phase kann zum Teil schaumiger Speichel austreten. Diese beiden Phasen zusammen dauern im Durchschnitt ca. eine Minute (auch Anfälle bis ca. drei Minuten Dauer sind möglich). Die Gesichtsfarbe wird dabei blass oder rot und mehr oder weniger bläulich bis dunkelblau (Zyanose). Ein Zungenbiss (seitlich) oder ein Wangenbiss kann auftreten. Danach folgt eine einige Minuten anhaltende Phase völliger Erschlaffung und tiefer Bewusstlosigkeit ohne Reaktion auf Reize, evtl. auch mit Einnässen. Sehr tiefe, geräuschvolle, manchmal auch gurgelnde Atmung (an der man einen abgelaufenen Grand-Mal absolut sicher erkennen kann, auch wenn man ihn nicht gesehen hat), in welcher der durch den vorangegangenen Anfall entstandene Sauerstoffmangel ausgeglichen wird. Der Anfall kann evtl. noch „nachgewittern" in Form von abnehmenden Myoklonien im Gesicht oder Augenzuckungen. Dann sind je nach Patient verschiedene Verläufe möglich: Übergang in mehr oder weniger langen Schlaf oder Desorientiertheit und agitiertes unbeeinflussbares, zum Teil gewalttätiges Verhalten oder manchmal auch verblüffend rasche vollständige Erholung. Die mildere oder unvollständige Form wird *Abortiv-Grand-Mal* genannt.

Atonische Anfälle. Es kommt zu einem plötzlichen Verlust des Muskeltonus in einem mehr oder weniger ausgedehnten Teil des Körpers. Verschiedene Ausprägungsgrade sind möglich: Blinzler, Nicker, Zusammensacken im Oberkörper, Einknicken der Beine, Sturz. Atonische Anfälle können sehr kurz sein, aber auch länger dauern und dann sehr bedrohlich wirken (Zyanose durch Stillstand der Atembewegungen).

1.4.3 Unklassifizierbare epileptische Anfälle

Hierbei handelt es sich um Anfälle, die sich nicht in die zuvor dargestellte Klassifikation einordnen lassen. Das Anfallsbild ist i. d. R. eine Mixtur aus generalisierten bzw. fokalen Elementen.

1.5 Differenzialdiagnosen

Paroxysmale Ereignisse mit Verhaltensänderungen, die epileptischen Anfällen gleichen, stellen nicht nur epileptologisch, sondern auch neuropsychologisch eine besondere diagnostische und therapeutische Herausforderung dar. Fehlerhafte Diagnosen führen nämlich zu falschen Therapieentscheidungen, etwa einer medikamentösen Langzeittherapie bei psychogenen Anfälle, mit entsprechenden Risiken für das neuropsychologische Profil oder das sozial-emotionale Verhalten. Vor dem Hintergrund, dass oft mehrere Jahre vergehen, bis die Diagnose „psychogene Anfälle" gesichert werden kann (Reuber & Bauer, 2003), müssen diese Risiken von den Patienten leider oft viel zu lange getragen werden. Dies gilt in gleichem Maße, wenn komplex-fokale Anfälle als psychogen missdeutet werden und folglich den Betroffenen eine wirksame antiepileptische Therapie vorenthalten wird. Neben psychogenen Anfällen müssen vor allem Synkopen in die differenzialdiagnostischen Überlegungen mit einbezogen werden. Ähnliches gilt für eher seltene Störungen wie Schlafanfälle (Narkolepsie) oder

Wichtigste Differenzialdiagnosen: psychogene Anfälle und Synkopen

paroxysmale Bewegungsstörungen. Im Kindesalter sollte die Differenzialdiagnose einfache und komplexe Ticstörungen, Respiratorische Affektkrämpfe, die Hyperekplexsie, das Hyperventilationssyndrom, den Pavor nocturnus und den Somnabulismus einbeziehen (Ernst, 2000). Entscheidend für eine sichere Diagnose sind eine sorgfältige Anamnese und eine differenzierte (auch apparativ-videogestützte) Dokumentation typischer Ereignisse bzw. Anfälle. Bei synkopalen Ereignissen kann z. B. eine videogestützte Polygraphie (EEG, EKG) die Diagnose sichern.

1.5.1 Psychogene Anfälle

Bei psychogenen Anfällen handelt es sich i. d. R. um anfallsartige paroxysmale Ereignisse, die epileptischen Anfällen täuschend ähnlich sein können. Aufgrund der nach wie vor großen Schwierigkeiten bei der Diagnosestellung (Reuber & Bauer, 2003) sind belastbare Prävalenzraten nicht zu erwarten. Angaben aus jüngerer Zeit schwanken zwischen 2 und 33/100.000 (Benbadis & Allen Hauser, 2000). Psychogene Anfälle werden signifikant häufiger bei Frauen und heranwachsenden Jugendlichen weiblichen Geschlechts beobachtet. Es besteht ein Häufigkeitsgipfel in der Pubertät. Weit überwiegend sind Patienten mit Verhaltens- und Erlebens- bzw. Persönlichkeitsstörungen betroffen. Gleichwohl kann nicht von einem typischen Profil ausgegangen werden. Viel wahrscheinlicher sind unterschiedliche Persönlichkeitspathologien, denen das Konstrukt emotionale Dysregulation gemeinsam ist (Derfuß, 2007).

Kein typisches Persönlichkeitsprofil

Anamnestisch finden sich fast regelhaft Erfahrungen von Ohnmacht und Hilflosigkeit bis hin zu psychischem und sexuellem Missbrauch (Alper et al., 1993). Wiewohl die basalen Pathomechanismen bis dato nicht eruiert werden konnten, ist es nicht überraschend, dass psychogene Anfälle meist Manifestation unbewusster Ängste und Kränkungen sind und damit fast immer Appellcharakter haben (Rovan, 2002). In den seltensten Fällen bestehen ausschließlich Simulationstendenzen, wobei diese Tendenzen im Kindesalter häufiger zu beobachten sind (Kruse, 1978).

Schatzungen, nach denen bis zu 25 % der Patienten, die in Epilepsieambulanzen mit der Verdachtsdiagnose Epilepsie vorgestellt werden, sowie 20 % der zur prächirurgischen Diagnostik überwiesenen an psychogenen Anfällen leiden, unterstreichen die sozialmedizinische Bedeutung (Reuber & Bauer, 2003).

Es werden nahezu alle Symptome beobachtet, die auch bei epileptischen Anfällen wahrscheinlich sind (Kruse, 1978). Die häufigsten Symptome sind Versteifungen des Rumpfes, Schüttelbewegungen von Kopf und Gliedmaßen, Zittern, Stürze sowie unkontrollierte Bewegungen der Extremitäten. Aber auch tonische Zustände von Rumpf und Gliedmaßen sowie

Nahezu deckungsgleiche Symptome

atonische mit und ohne Sturz sind nicht selten zu registrieren. *Gleichwohl ist kein Symptom für die Diagnose pathognomisch* (Reuber & Bauer, 2003). Sehr häufig besteht ein sehr „dramatischer“ Anfallsverlauf, d. h. die aufgeführten Symptome (s. Tab. 2) werden meist sehr intensiv „präsentiert“.

Tabelle 2:
Symptomliste bei psychogenen Anfällen

Symptom	Absolute Häufigkeit im Gesamtkollektiv (N = 34)
Hypertonie	29
Fokale Zeichen	5
Zittern, Schütteln	25
Atmungsanomalien	5
Sturz, Hinlegen	24
Speichelfluss	5
Komplexe Bewegungen	22
Schweißausbruch	4
Lautgebungen	17
Einnässen	0
Akinesie, Stupor	16
Autoaggression	0
Gesichtsröte	10
Reaktion auf Außenreize	29
Hypotonie	7
Postparoxysmale Erholungszeit	6

Psychogene Anfälle lassen sich hinsichtlich ihrer Bewusstseinsgebundenheit unterscheiden. Je bewusstseinsnäher sich ein Anfall präsentiert, desto wahrscheinlicher ist ein Rest von willentlicher Kontrolle, und andererseits, je bewusstseinsferner er ist, umso mehr ist von einem totalen Kontrollverlust auf Seiten des Patienten auszugehen. Trotz Bewusstseinsferne kommt es selten zu Verletzungen. Regelhaft ist von Therapieresistenz gegen Antiepileptika auszugehen. Es besteht meist eine Bindung an eine „anfallsauslösende“ Situation.

Die Diagnose beruht auf einer Kombination anamnestischer Angaben und der unmittelbaren Beobachtung des iktalen Verhaltens (video-dokumentiert). In der Klinik ist immer eine Videodoppelbildaufzeichnug (sog. Video-EEG) indiziert, zumal viele Patienten ihre Anfälle während einer EEG-Untersuchung präsentieren. Die Diagnose wird i. d. R. erheblich erschwert, wenn ein Patient unter psychogenen wie auch epileptischen Anfällen leidet bzw. das Anfallsgeschehen zwischen beiden Polen pendelt, was bei ca. 10–50 % Prozent der Betroffenen der Fall ist. Auch die Abgrenzung gegen „frontale Anfälle" ist eine besondere Herausforderung (Schneble, 2000; Owczarek & Jedrzejczak, 2001), der nur durch eine aufwendige Diagnostik begegnet werden kann.

Schwierige Diagnose beim gemeinsamen Auftreten von psychogenen und epileptischen Anfällen

Die neuropsychologische Diagnostik sollte den Regeln folgen, die unten dargestellt werden. Von besonderer Bedeutung ist die Begutachtung des allgemeinen neurokognitiven Vermögens wie auch einzelner Teilleistungen, um Diskrepanzen in der Fremd- und Selbsteinschätzung der Patienten zu validieren. Darüber hinaus ist Persönlichkeitsdiagnostik unabdingbar, zumal es ja hinreichende Belege gibt, dass gerade Patienten mit Persönlichkeitsstörungen besonders unter psychogenen Anfällen leiden (Reuber et al., 2004). In das diagnostische Procedere ist dringend auch das Urteil der nächsten Bezugspersonen sowie der mittelbaren Bezugspersonen (Lehrer, Ausbilder etc.) einzubeziehen.

Bis dato hat sich keine Standardtherapie bei psychogenen, nicht epileptischen Anfällen durchgesetzt, was angesichts des wenig einheitlichen Syndroms nicht verwunderlich ist. Therapeutische Maßnahmen müssen daher an die Erfahrungen, die mit anderen verwandten Krankheitsbildern gemacht worden sind, anknüpfen. Unter den zur Behandlung anstehenden psychotherapeutischen Ansätzen, zeigen Strategien, die sich auf den Methodenkanon der kognitiven Verhaltenstherapie stützen, die klarsten empirischen Wirksamkeitsbelege (Reuber & Bauer, 2003). Gleichwohl muss jede Therapie den individuellen psychologischen Hintergrund des Betroffenen und die persönlichen Therapievoraussetzungen berücksichtigen. Die Therapie psychogener Anfälle muss als hoch individualisiertes, möglichst multidisziplinäres Prozessgeschehen organisiert werden, in das u. U. Psychopharmaka eingebunden sein können (Rovan, 2002).

Keine Standardtherapie

Selbst bei rechtzeitiger Diagnosestellung und kompetenter multidisziplinärer Therapieführung bleibt die Behandlungs- sowie die soziale Prognose ungünstig, denn ca. 2/3 der Patienten leiden auch nach langer Krankheitsdauer (ca. 11 Jahre) weiter an Anfällen und ca. 50 % sind auf öffentliche Fürsorge angewiesen (Reuber & Bauer, 2003). Die Prognose ist günstiger bei einem weniger dramatischen Anfallsgeschehen (z. B. ohne Grand-Mal-artige Anfälle oder iktalen Harnabgang) sowie bei früher Diagnosestellung und zeitnaher Therapie. Kindern, jungen Erwachsenen sowie Patienten mit höherer Schulbildung kann eine günstigere Behandlungs- und Sozialprognose gestellt werden (Reuber & Bauer, 2003).

Fazit

Auch in Zukunft wird die Diagnose bzw. Differenzialdiagnose nicht epileptischer Anfälle eine besondere therapeutische Herausforderung darstellen. Eine Voraussetzung, um Fehldiagnosen zu vermeiden, die ja im Übrigen hohe Kosten verursachen, und Patienten erfolgversprechende Therapien zukommen zu lassen, ist das Bewusstsein, *dass paroxysmale Ereignisse nicht ausschließlich epileptischen Charakter haben müssen.*

1.6 Epileptische Syndrome

Eine lediglich am Anfallstyp orientierte Diagnose einer Epilepsie hat zu wenig therapeutische und prognostische Relevanz. Der gleiche Anfallstyp kann bei unterschiedlichen Epilepsieformen oder Syndromen vorkommen, wie auch unterschiedliche Anfallsformen beim gleichen Syndrom gefunden werden. Um also verschiedene fokale oder generalisierte Epilepsieformen zu differenzieren und therapeutische Maßnahmen zu optimieren, bedarf es weiterer Informationen aus dem „Umfeld" der Erkrankung.

Dieses „Umfeld" wird durch neurologische, neurophysiologische und auch klinisch-anamnestische Faktoren mitbestimmt. Zunehmende Bedeutung haben in den letzten Jahren Befunde der Bildgebung, der Genetik und nicht zuletzt auch der *klinischen Neuropsychologie* gewonnen.

Die Bündelung von Befunden aus unterschiedlichen Krankheitsebenen bzw. deren Zusammenfassung zu vorläufigen „Krankheitseinheiten" ist Basis jedes Syndroms. Erst 1969 wurde für die Epilepsiesyndrome eine Klassifikation vorgeschlagen. Sie fand auch international weitgehend Akzeptanz und hat im Wesentlichen bis heute Bestand. Seit dieser Zeit ist die Unterscheidung in fokale und generalisierte Epilepsien weltweit akzeptiert.

Diese Differenzierung basierte auf der Anfallssemiologie, dem EEG-Befund, der gesicherten oder vermuteten Ätiologie und dem Alter bei Anfallsbeginn (Merlis, 1970). Eine erste Revision der Klassifikation von 1985 postulierte eine Liste verschiedener Syndrome, die durch einen charakteristischen Anfallstyp, die Ätiologie, das Alter und die Anfallshäufigkeit bzw. „Therapieschwierigkeit" definiert wurden (Commission on Classification, 1989).

Die Dichotomie von fokal vs. generalisiert fand eine Ergänzung durch eine zweite, ätiologisch orientierte Dichotomie: nämlich idiopathisch vs. symptomatisch. Vier Jahre später wurde der Ausdruck „kryptogen" für diejenigen Epilepsien eingeführt, die als „wahrscheinlich symptomatisch" angesehen wurden, ohne dass dafür ein Nachweis erbracht werden konnte (Commission on Classification, 1989).

Betont werden muss, dass das Gegensatzpaar idiopathisch vs. symptomatisch nicht der Gegenüberstellung fokal vs. generalisiert entspricht, da es auch fokale Epilepsien gibt, die gemäß ihrer vermuteten Ätiologie genetisch und nicht symptomatisch bedingt sind (Doose, 1998).

Die Unterscheidung idiopathisch vs. symptomatisch ist nicht identisch mit der Unterscheidung fokal vs. generalisiert

Es wird zu Recht darauf hingewiesen, dass mit den bisherigen Klassifikationsbemühungen ohnehin nur ein kleiner Teil der Epilepsien, insbesondere im Kindesalter valide zugeordnet werden kann (Dulac, 2001; Deonna & Roulet-Perez, 2005).

Diese mangelnde Trennschärfe hat andere Autoren dazu veranlasst, pragmatische Überlegungen zur Basis ihres Ansatzes zu machen (Kellinghaus et al., 2006) und die *Symptome* der Erkrankung in den Mittelpunkt zu stellen.

Dieser Ansatz entspricht klinischem Denken in der Neurologie, nach dem Erkrankungen anhand des Ortes der Schädigung (D1) der jeweiligen klinischen Symptome (D2) und der Ätiologie (D3) charakterisiert werden können. Diese Basisinformationen werden ergänzt durch Angaben zur Schwere der Erkrankung (Anfallshäufigkeit D4) und möglicher Begleitsymptome oder -störungen (D5).

Bedenkt man die Fortschritte der Bildgebungstechniken, der Mikrobiologie und Genetik, wird es immer wieder, entsprechend dem wissenschaftlichen Fortschritt, zu Wissenskorrekturen und -erweiterungen (um Krankheitsmerkmale) kommen. Diese brauchen eine Ordnungsstruktur, deren Verständnis Voraussetzung für eine validere Diagnostik und eine effektivere Therapie ist, sei sie medikamentös oder chirurgisch ausgerichtet. Auch rehabilitative Maßnahmen können auf Grundlage aktueller klinischer und wissenschaftlicher Erkenntnisse gezielter und patientengerechter angesetzt werden.

Neben der Aufgabe Wissen zu organisieren, kommt einer Klassifikation auch immer ein forschungsleitender Aspekt zu, nämlich zum Nachweis spezifischer epileptischer Entitäten beizutragen (Mayer, 1989). Dieser Nachweis ist aber bis auf wenige Ausnahmen nur vereinzelt gelungen. Zu diesen Ausnahmen gehören die idiopathisch fokalen Epilepsien im Kindesalter oder das Syndrom der mesialen Temporallappenepilepsie (MTLE) im Erwachsenenalter.

Epilepsiesyndrome sind vorübergehende praxis- und forschungsleitende Konstrukte, die Prognosen zum Therapieverlauf erlauben

Epilepsiesyndrome sind durch die Kombination relevanter, nicht zufällig zusammengehöriger Krankheitsmerkmale definiert. Sie sind vorübergehende praxis- und forschungsleitende Konstrukte, die differenzierte Aussagen zu Therapieverlauf, Rezidivneigung und Prognose ermöglichen.

Trotz aller Kritik (Doose, 1998) erweist sich die syndromale Klassifikation und Orientierung allen anderen Formen der Klassifikation und Gruppenbildung nach Anfallsform, EEG-Merkmal etc. als eindeutig überlegen. Die Berücksichtigung dieser Klassifikation bei neuropsychologischen Fragestellungen ist dringend geboten, um validere Untersuchungen planen und durchführen zu können (Deonna & Roulet-Perez, 2005).

1.6.1 Klassifikation der Epilepsien und epileptischen Syndrome

Die Commission on Classification (1989) unterscheidet zwischen lokalisationsbezogenen Epilepsien, generalisierten Epilepsien und Syndromen, Epilepsien und Syndromen, die weder als fokal noch als generalisiert einzuordnen sind sowie speziellen Syndromen (s. Kasten).

Klassifikation der Epilepsien und epileptischen Syndrome (Commission on Classification, 1989)

1. Lokalisationsbezogene (lokal, fokal, partiell) Epilepsien und Syndrome

1.1 Idiopathisch (mit altersabhängigem Beginn)
- Benigne Epilepsie im Kindesalter mit zentro-temporalem Spike-Fokus
- Epilepsie im Kindesalter mit okzipitalen Anfällen
- Primäre Leseepilepsie

1.2 Symptomatisch
- Temporallappenepilepsien
- Frontallappenepilepsien
- Parietallappenepilepsien
- Okzipitallappenepsilepsien
- Chronisch progressive Epilepsia partialis continua
- Syndrome, die durch spezifische Anfallsauslösung charakterisiert sind

1.3 Kryptogen

2. Generalisierte Epilepsien und Syndrome

2.1 Idiopathisch (mit altersabhängigem Beginn)
- Benigne neonatale familiäre Krampfanfälle
- Benigne neonatale Krampfanfälle

- Benigne myoklonische Epilepsie beim Kleinkind
- Absencen im Kindesalter
- Absencen bei Jugendlichen
- Myoklonische Epilepsie bei Jugendlichen
- Epilepsie mit Aufwach-Grand-Mal
- Andere generalisierte idiopathische Epilepsien
- Epilepsien mit Anfallsauslösung durch spezielle Aktivierungsformen

2.2 Kryptogen oder symptomatisch
- West-Syndrom
- Lennox-Gastaut-Syndrom
- Epilepsie mit myoklonisch-astatischen Anfällen
- Epilepsie mit myoklonischen Absencen

2.3 Symptomatisch
2.3.1 Unspezifische Ätiologie
- Frühe myoklonische Enzephalopathie
- Früh-infantile epileptische Enzephalopathie mit intermittierenden Entladungssalven
- Andere symptomatische generalisierte Epilepsien

2.3.2 Spezifische Syndrome
- Epileptische Anfälle als Komplikation anderer Krankheiten

3. Epilepsien und Syndrome, die weder als fokal noch als generalisiert einzuordnen sind

3.1 Mit sowohl generalisierten als auch fokalen Anfällen
- Krämpfe bei Neugeborenen
- Schwere myoklonische Epilepsie bei Kleinkindern
- Epilepsie mit kontinuierlichen Spike-Wave-Potenzialen während des Schlafes
- Erworbene epileptische Aphasie
- Andere nicht einzuordnende Epilepsien

3.2 Epilepsien ohne eindeutige generalisierte oder fokale Zeichen

4. Spezielle Syndrome

4.1 Gelegenheitsanfälle („situation-related seizures“)
- Fieberkrämpfe
- Anfälle nur infolge akuter metabolischer oder toxischer Ursachen

1.7 Epidemiologie

1.7.1 Epidemiologie der Epilepsien

Epilepsien sind sehr häufige neurologische Erkrankungen. Weltweit leiden ca. 1 % aller Menschen an einer Epilepsie, unabhängig von ethnischen oder rassischen Zuordnungen. Einmal im Leben kommt es bei 5 % aller Menschen zu einem epileptischen Anfall, d. h. ein einzelner Anfall bedeutet noch keine Epilepsie. Erst wenn es wiederholt zu epileptischen Anfällen kommt, spricht man von einer Epilepsie. Die meisten Epilepsien beginnen vor dem 20. Lebensjahr (ca. 75 %), ca. 50 % vor dem 10. Lebensjahr. Lange Zeit galt daher die These, dass Epilepsien in erster Linie Erkrankungen des Kindes- und Jugendalters sind.

Epileptische Anfälle können in jeder Altersstufe auftreten

Prinzipiell können sie aber in jeder Alterstufe auftreten. So zeigen neuere epidemiologische Daten eine bimodale Verteilung (s. Abb. 2) mit einem Erkrankungsgipfel in der Kindheit und einem weiteren Gipfel im höheren Lebensalter (Krämer, 1998). Dies ist vor allem mit der höheren Lebenserwartung in modernen Gesellschaften und dem damit einhergehenden Anstieg demenzieller Erkrankungen verbunden. Hirnorganische Leiden stellen wiederum die wesentlichste Risikobedingung für die Ausbildung einer Epilepsie dar und folglich auch für die entsprechenden neuropsychologischen Begleitsymptome (Krämer, 1998).

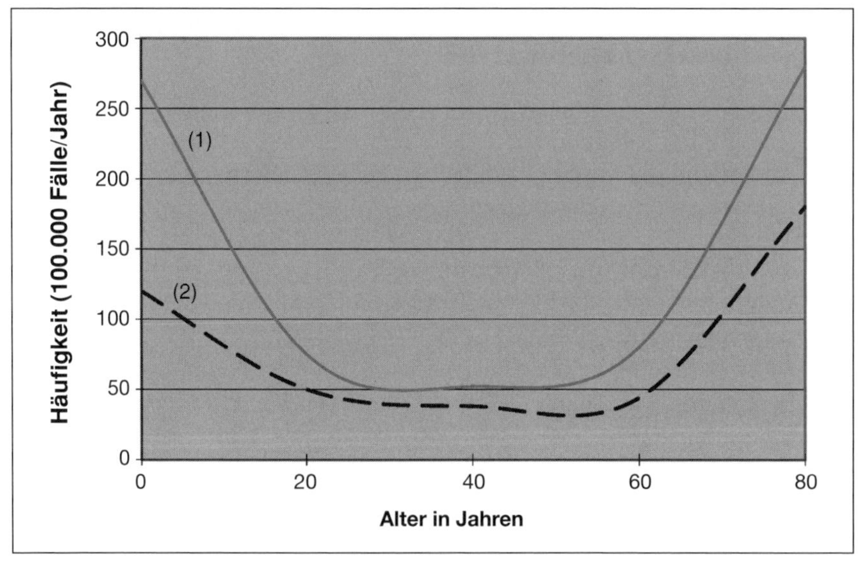

Abbildung 2:
Altersabhängige Inzidenz von provozierten (1) und unprovozierten (2) Anfällen sowie Epilepsien (Krämer, 1998)

Die Beziehung von Alter und Epilepsie kann also als eine U-Kurve beschrieben werden mit einem Schwerpunkt in den ersten Lebensjahren und einem weiteren in den Alterstufen nach 60.

1.7.2 Epidemiologie neuropsychologischer Störungen

Während zur Prävalenz und Inzidenz der Epilepsien zuverlässige Daten vorliegen, sind die Angaben zur Epidemiologie kognitiver und psychosozialer Störungen weniger belastbar, da sie meist aus klinischen, nicht repräsentativen Erhebungen stammen (Bulteau et al., 2000). Danach sind 30 bis 50 % der epilepsiekranken Kinder mit den Anforderungen von Regelschulen überfordert (Mayer & Christ, 1997; Beghi et al., 2006), was überwiegend auf neurokognitive Funktionsstörungen zurückzuführen ist. Zwischen den einzelnen Syndromgruppen gibt es allerdings erhebliche Differenzen, wobei neuropsychologische Defizite auch bei den sogenannten benignen Syndromen keinesfalls auszuschließen sind (Diener & Mayer, 1996). Im Erwachsenenalter ist von Prävalenzraten bis zu 30 % auszugehen (Beghi et al., 2006). Sie spiegeln sich in hohen Arbeitslosen- und Invalidisierungsraten wider, die im Übrigen sogar bei Anfallsfreiheit signifikant höher sind als in der Normalbevölkerung (Hannah & Brodie, 1998). Ursache für dieses Ungleichgewicht sind neurokognitive und/oder psychosoziale Begleitstörungen (Fraser & Chaplin, 2001), die sich i. d. R. bereits im Kindesalter (Camfield & Camfield, 2007) entwickelt haben. Diese „Komorbiditäten" (s. u.) sind in der klinischen Praxis seit langem bekannt (Marcangelo & Ovsiew, 2007), haben jedoch wissenschaftlich lange Zeit kaum Beachtung gefunden.

Häufig Schulprobleme

Hohe Arbeitslosen- und Invalidisierungsraten

1.8 Prognose und Verlauf

Überwiegend wird Epilepsien eine gute Prognose gestellt. Danach wird bei ca. 70–80 % der Patienten unter Therapie oder spontan Anfallsfreiheit erreicht (Sander, 1993), d. h. zwischen den einzelnen Syndromen bestehen erhebliche Unterschiede (Diener & Mayer, 1996). Als grobe Richtschnur kann gelten, dass bei fokalen Epilepsien, zumal wenn der Krankheitsbeginn im frühen Kindesalter liegt, seltener Anfallsfreiheit erzielt wird (in ca. 50–60 % der Fälle) als bei idiopathisch-generalisierten Epilepsien, wo dieser Anteil bei 70 bis 90 % Prozent liegt (Brodie, 2005). Allerdings sind auch bei letzteren therapieschwierige Verläufe keine Seltenheit, genauso wenig wie sehr günstige Prognosen bei idiopathisch-fokalen Epilepsien. Da auch die Rezidivrate zwischen den Syndromen erheblich schwankt, mit einem besonders hohen Anteil bei symptomatisch fokalen Syndromen (Diener & Mayer, 1996), wird deutlich, *dass es keine allgemein gültigen*

Prognose ist syndromgebunden

Regeln zu Verlauf und Prognose gibt. Vor diesem Hintergrund macht es Sinn folgende Differenzierung vorzunehmen (Sander, 1993). Eine exzellente Prognose haben ca. 20–30 % der Patienten. Hier kommt es zu einer spontanen Remission, ohne dass eine antiepileptische Therapie eingeleitet worden ist. Eine gute Prognose, d. h. die Anfallsfreiheit bleibt auch nach Absetzen der Therapie bestehen, kann bei 30–40 % der Patienten gestellt werden. Bei ca. 10–20 % ist die Prognose unsicher. Hier kommt es unter Absetzen der Therapie zu Rezidiven. Therapieresistenz und damit eine schlechte Prognose bestehen bei ca. 20 % der Patienten.

Die Prognose bemisst sich aber nicht nur nach der Wahrscheinlichkeit, mit der Anfallsfreiheit oder Anfallskontrolle erzielt wird, sondern auch danach, welche neurologischen, neuropsychologischen Defizite (s. Abb. 3) oder psychosozialen Verhaltensstörungen bereits vor Erstmanifestation der Epilepsie bestanden haben bzw. welche sich im Verlauf der Erkrankung herausgebildet haben. Es gilt also die Gesamtprognose im Auge zu behalten und zu berücksichtigen, dass nach wie vor Epilepsiekranke neben psychisch Kranken zu der am schwierigsten zu vermittelnden Rehabilitandengruppe gehören (Bahrs, 1989).

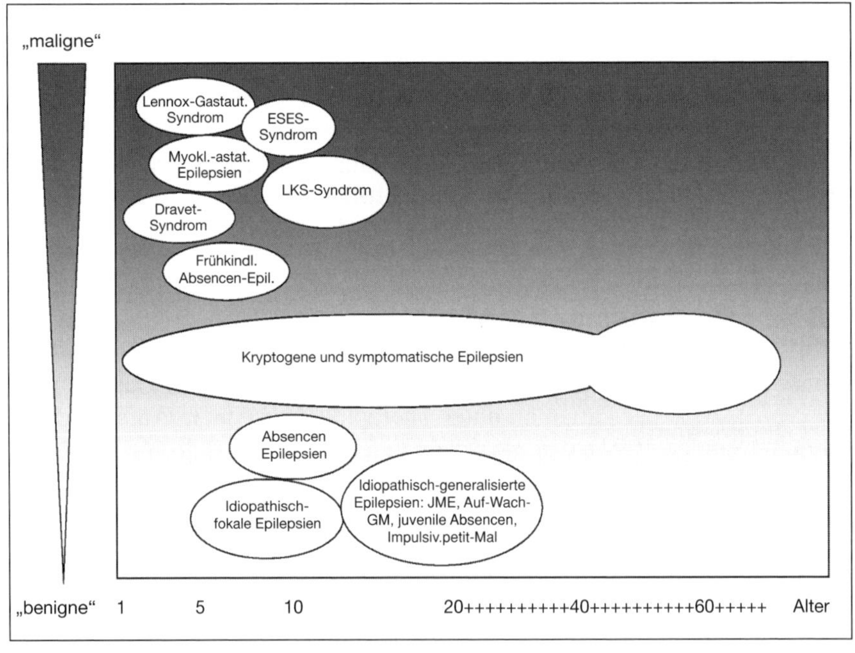

Abbildung 3:
Prognose und Verlauf epileptischer Syndrome über die Lebensspanne

2 Ätiologie der Epilepsien

Ursache für eine Epilepsie und ihre potenziellen neurokognitiven Begleitsymptome, die unten noch ausführlicher dargestellt werden, kann jede Art von pränataler, perinataler oder postnataler Hirnschädigung oder Funktionsstörung sein (s. Kasten).

Jede Hirnschädigung kann Ursache einer Epilepsie sein

Durch die Fortschritte der Bildgebungstechniken konnte in den letzten Jahren die Ätiologie vieler fokaler Epilepsien aufgeklärt werden. Insbesondere durch die MRT ist es gelungen, auch sehr feine zerebrale Gewebsanomalien aufzudecken. Bei diesen Gewebsanomalien, sogenannten kortikalen Dysplasien, handelt sich um mehr oder weniger umgrenzte Störungen der Differenzierung zwischen grauer und weisser Substanz. Kortikale Dysplasien lassen sich vor allem auf Störungen der Proliferation bzw. der parallel verlaufenden Apoptose sowie auf Störungen der frühen und späten Migration zurückführen (Barkovich et al., 2001). Mit dem Schweregrad einer Dysplasie steigt auch die Epileptogenität. In dysplastischem Gewebe gerät das komplexe Gefüge hemmender und erregender Prozesse aus der Balance, d. h. es entwickeln sich epilepsiefördernde neuronale Netzwerke (Scharfman, 2007). Im Zusammenhang mit der reifungsbedingten erniedrigten Schwelle für unkontrollierte elektrische Entladungen machen diese Prozesse auch verständlich, warum epileptische Anfälle im Kindesalter besonders häufig auftreten.

Mögliche Ätiologien bei epileptischen Syndromen (Kellinghaus et al., 2006)

Hippokampus-Sklerose

Tumor
- Gliom
- Dysembryonaler neuroepithelealer Tumor (DNET)
- Gangliogliom
- Sonstiges

Fehlbildungen der Hirnentwicklung
- Fokale kortikale Dysplasie
- Hemimegalenzephalie
- Kortikale Dysplasie mit epidermalen Naevi
- Schizenzephalie
- Lissenzephalie
- Holoprosenzephalie

– Kortikale Heterotopien
– Hypothalamisches Hamartom
– Sonstiges

Vaskuläre Malformationen
– Kavemöses Angiom
– Arterio-venöse Malformation
– Sturge-Weber Syndrom
– Sonstiges

ZNS-Infektion
– Meningitis
– Enzephalitis
– Abszess
– Sonstiges

ZNS-Entzündung (immunvermittelte)
– Enzephalitis Rasmussen
– Vaskulitis
– Sonstiges

Hypoxisch-ischämischer Hirnschaden
– Ischämischer Hirninfarkt
– Diffuse Hypoxie
– Periventrikuläre Leukomalazie
– Hämorrhagischer Hirninfarkt
– Sinusvenenthrombose
– Sonstiges

Schädel-Hirn-Trauma
– Trauma mit intrakranieller Blutung
– Offene Kopfverletzung
– Geschlossene Kopfverletzung

Erbliche Erkrankungen
– Tuberöse Sklerose
– Progressive Myoklonus Epilepsie
– Metabolisches Syndrom
– Kanalstörung
– Mitochondriale Erkrankung
– Chromosomale Aberration
– Vermutete genetische Ursache
– Sonstiges

Strukturelle Hirnläsion unbekannter Ätiologie

An anderer Stelle ist bereits darauf verwiesen worden, dass ein beträchtlicher Teil der erwachsenen Patienten ihre Erkrankung im Kindes- bzw. Jugendalter entwickelt hat, so dass die obigen Anmerkungen zu Hirnreifung und Entwicklung auch für diesen Personenkreis gelten. Selbst wenn sich eine Epilepsie erst im frühen oder späteren Erwachsenenalter manifestiert, kann sich in der Zeit der Hirnreifung ein ätiologisches Risikogeflecht entwickelt haben, das erst Jahre später zu klinischen Anfällen führt. Man denke hier an eine langjährig bestehende Hippokampussklerose aufgrund einer hypoxischen Schädigung etwa bei Frühgeburtlichkeit oder bei prolongierten Fieberkrämpfen.

Es ist sehr wahrscheinlich, dass jede Fehlentwicklung oder Schädigung des Gehirns die feinabgestimmte Balance zwischen exzitatorischen und inhibitorischen Transmittersystemen beeinträchtigt (Doose, 1998; Holmes, 2001). Je nach genetischer Disposition kann es dann zu einer Erniedrigung der Anfallsschwelle kommen.

Nur der Grad der Anfallsbereitschaft wird vererbt

Genetische Disposition heißt, dass lediglich der Grad der Anfallsbereitschaft vererbt wird, die allein oder zusammen mit einer bekannten oder unbekannten Gehirnerkrankung zum Ausbruch der Krankheit führen kann. Epilepsien sind damit bis auf wenige Ausnahmen keine Erbkrankheiten. Nur ganz wenige Epilepsiesyndrome, wahrscheinlich lediglich 1 bis 2 %, weisen demzufolge einen monogenen Vererbungsmodus auf. Dieser Phänotyp wird durch ein einzelnes mutiertes Gen verursacht, während beim polygenen Vererbungsmodus viele Gene an der Mutation beteiligt sind. Es handelt sich hierbei überwiegend um entsprechend vererbte Stoffwechselstörungen und Fehlbildungen des Zentralen Nervensystems (ZNS), die mit einer Epilepsie einhergehen. Meist ist hier von symptomatischen Epilepsien auszugehen, deren Entwicklungsrisiko durch die Genetik der vorliegenden monogenen Grunderkrankung bestimmt wird (Neubauer & Hahn, 2004).

Trotz intensiver Forschungsbemühungen ist die Zuordnung eines genetischen Defektes bisher nur bei selteneren Syndromen mit vergleichsweise einfachem Erbgang gelungen (Berkovic & Scheffer 1999; Briellmann et al., 2001), was letztlich die Komplexität der genetischen Grundlagen unterstreicht.

Exemplarisch wird in Tabelle 3 das komplexe Verursachungsgefüge durch das Erkrankungsrisiko von Nachkommen von Eltern mit Epilepsie demonstriert (Beck-Mannagetta, 1992; Sander et al., 1998).

Tabelle 3:
Erkrankungsrisiko der Nachkommen von Eltern mit Epilepsie

Elterliche Anfallscharakteristika	Epilepsie-Risiko (in %) von Nachkommen bis zum 20. Lebensjahr
Geschlecht	
Mutter	6
Vater	4
Anfallstyp	
generalisiert	6
generalisiert + (GSW-EEG[1] des Kindes)	15
Absence	9
fokal	3
Erkrankungsalter	
<20. Lebensjahr	7
>20. Lebensjahr	3
Ätiologie	
idiopathisch	7
symptomatisch	2

Anmerkung: [1] GSW-EEG: generalisierte Spike-wave-Entladungen im Elektroenzephalogramm.

3 Neurophysiologische Grundlagen der Epilepsien

Elektrophysiologisch ist das gemeinsame Merkmal epileptischer Anfälle eine plötzliche, übermäßige und gleichzeitige (hypersynchrone) Entladung bestimmter Neuronengruppen. Die Lokalisation und der Beteiligungsumfang dieser Neurone an Hirnleistungen sind für die spezifische klinische Symptomatik bestimmend (z. B. abnorme Wahrnehmungen, Störung der willkürlichen Steuerung von Denken und Motorik, Störungen des Bewusstseins, abnorme unwillkürliche Verhaltensweisen). Die Erregung kann sich von der anfallsgenerierenden Region auf andere Hirnregionen ausbreiten (Wieser & Jallon, 2002). Fokale Epilepsien entstehen im Neokortex oder im limbischen System (insbesondere in der Hippokampusformation). Experimentelle Epilepsiemodelle belegen, dass synchronisierte charakteristische Entladungsmuster von Neuronen (sog. paroxysmale Depolarisationen, PDS) den im EEG nachweisbaren interiktalen Spikes unterliegen (Stefan, 1995).

PDS werden meist eingeleitet durch ein hochamplitudiges exzitatorisches postsynaptisches Potenzial (EPSP), das durch glutamaterge Transmission bedingt ist. Im Verlauf kommt es zur Aktivierung membraneigener spannungsabhängiger Calcium-Kanäle, die zu einer lang anhaltenden Depolarisation führen. Hierdurch kommt es zur Generierung von hochfrequenten Aktionspotenzialen („Bursts").

Theoretische und experimentelle Modelle zeigen, dass hierzu ein Netzwerk mit ausreichender exzitatorischer Verbindung zwischen Pyramidenzellen vorliegen muss (> 1 %). Ferner muss ein Mindestpotenzial von mehreren tausend Neuronen vorhanden sein, innerhalb dessen sich die Aktivität ausbreiten kann.

Eine Modulation der synaptischen Übertragung kann verschiedene Effekte auf die epileptische Aktivität haben:

Eine Blockade der inhibitorischen, GABA-ergen Synapsen kann zur Auslösung epileptischer Aktivität führen (Beispiele: Wirkungen von Bicucullin, Penicillin, Quinolonen). Paradoxerweise kann aber eine exzessive Aktivierung GABA-erger Synapsen durch Umkehr des Chlorid-Gradienten zu proepileptischer Aktivierung von Neuronenverbänden führen. Auch die Aktivierung exzitatorischer Synapsen (z. B. des NMDA-Kanals durch Minderung der Magnesium-Konzentration) kann epileptische Aktivität induzieren.

Zur anschließenden Synchronisation von Neuronenverbänden können synaptische Ausbreitung, elektrische Feldeffekte, elektrotonische Verbindungen (gap junctions) und sekundäre unspezifische Änderungen des Ionenmilieus (z. B. eine Erhöhung der extrazellulären Kalium-Konzentration) beitragen.

Neurobiologische Veränderungen bei Chronifizierung

Die Chronifizierung von epileptischen Anfällen ist mit einer Reihe von neurobiologischen Veränderungen verbunden. Hierzu zählen eine vermehrte und abgeänderte synaptische Konnektivität (Beispiel: Moosfasersprossung mit rekurrenter Exzitation im Gyrus dentatus), veränderte intrinsische Membraneigenschaften (insbesondere von spannungsgesteuerten Ionenkanälen) sowie veränderte synaptische Übertragungsmechanismen (Rezeptormodifikationen).

Interiktale Entladungen bei fokalen Epilepsien werden in anderen Netzwerken gebildet als Anfallsmuster. Möglicherweise können interiktale Entladungen in Abhängigkeit von ihrem Effekt auf extrazelluläre Kaliumkonzentrationen und auf die sekundäre GABA-erge Transmission entweder pro- oder antikonvulsive Effekte haben.

Während des Überganges in iktale Anfallsmuster steigen die extrazellulären Kalium-Konzentrationen erheblich an. Diese Veränderungen sind jedoch nicht kausal für den primären Übergang in iktale Muster.

Bei anhaltenden Anfällen kommt es wahrscheinlich über ausgedehnte synaptische Schleifensysteme (beispielsweise zwischen Hippokampus und entorhinalem Kortex) zur Einbeziehung größerer Hirnareale bis hin zur sekundären Generalisierung (Sutula, 2001).

Entstehung generalisierter Epilepsien in thalamokortikalen Netzwerken

Generalisierte Epilepsien entstehen wahrscheinlich in thalamokortikalen Netzwerken. So werden bei der klassischen Absence-Epilepsie mit 3/s-Spike-Wave-Entladungen Synchronisationen im Thalamus durch rhythmische Netzwerkaktivität unter Einbeziehung inhibitorischer Neurone generiert, aber auch kortikale Areale (insbesondere der Frontallappen) spielen eine relevante Rolle (Duncan, 2005).

4 Determinanten der Neuropsychologischen Begleitsymptomatik

4.1 Das Risikokonzept

Gefährdung der neurokognitiven wie auch der sozialemotionalen Entwicklung

Jede Epilepsie und die ihr innewohnende Eigendynamik stellt in jeder Altersstufe ein Risiko für die Entwicklung neurokognitiver und sozial-emotionale Störungen dar. Dieses Risiko ist über die verschiedenen Epilepsie-Syndrome wie auch intraindividuell sehr variabel verteilt und reicht in seiner Wirkungsdynamik von „vernachlässigbar“ bis „prägend“.

Vor dem Hintergrund einer variablen Risikoverteilung wird verständlich, dass es einerseits selbst bei gutartigen (sogenannten benignen) Syndromen hinsichtlich der neurokognitiven und sozial-emotionalen Entwicklung (und u. U. der Therapierbarkeit) ungünstige Verläufe gibt, während es andererseits bei symptomatisch-fokalen Epilepsien, die häufig mit neuropsychologischen Teilleistungsstörungen oder allgemeinen kognitiven Defiziten einhergehen, zu diesbezüglich günstigen Entwicklungen kommt.

4.2 Risikofaktoren

4.2.1 Malformationen und strukturelle bzw. funktionelle Hirnschädigungen

Vor allem bei symptomatischen Epilepsien wird das individuelle Risiko für die Entwicklung und Ausbildung kognitiv-neuropsychologischer Störungen entscheidend durch das Alter bei Erkrankungsbeginn, die Art und Größe und die Lokalisation der jeweiligen Malformation oder Hirnschädigung bestimmt (Helmstaedter, 2004). Selbst wenn eine Schädigung etwa bei einer sogenannten kryptogenen Epilepsie per Bildgebung nicht gesichert werden kann und lediglich elektroenzephalographisch ein Herdgeschehen nachweisbar ist, ist es sehr wahrscheinlich, dass sich hinter einem solchen funktionellen Geschehen strukturelle Malformationen wie Dysgenesien oder Dysplasien verbergen (Kurthen, 2005), die mit den zur Zeit zur Verfügung stehenden Techniken der Bildgebung nicht nachweisbar sind (Raymond et al., 1995). Dysgenesien oder Dysplasien entwickeln sich in der Regel pränatal und beruhen wahrscheinlich auf genetisch determinierten Fehlregulationen basaler Hirnentwicklungsprozesse wie der neuronalen Proliferation, Migration und/oder der Organisation (Barkovich et al., 2001). Aber auch akute Schädigungsereignisse können zu dysfunktionalen Veränderungen der Zytoarchitektur und der neuronalen Organisation führen und damit die Funktionalität der jeweiligen neuronalen Netzwerke beeinträchtigen.

Dysgenesien oder Dysplasien entwickeln sich in der Regel pränatal

Wiewohl die oben genannten Läsionsparameter als strukturell invariant angesehen werden müssen, kann es zu Veränderungen ihrer Wirkungsdynamik kommen, da inhärente Plastizitätsressourcen wirksam werden, die jede Stufe des Hirnentwicklungsprozesses begleiten (Stiles, 2000). Eine Störung dieses Prozesses schränkt auch die Plastizitätsressourcen ein. Ihre Wirksamkeit wird nämlich ebenfalls von den oben bereits genannten Läsionsparametern determiniert. Bleiben diese Parameter unberücksichtigt, werden Plastizitätsressourcen zwangsläufig überschätzt. Ein besonders eindrückliches Beispiel einer solchen Überschätzung ist das sogenannte Kennard-Prinzip (Kennard, 1936). Es postuliert völlig undifferenziert, dass Hirnschadensfolgen im Kindesalter aufgrund einer größeren Plastizität des kindlichen Gehirns leichter kompensierbar seien als im Erwachsenenalter.

Kennard-Prinzip

Läsionen oder Malformationen im frühen Kindesalter stellen auch bei Epilepsien ein herausragendes Risiko für die weitere Entwicklung dar. Die neuropsychologischen Folgen von Läsionen oder Malformationen können noch lange nach dem Schädigungsereignis bzw. im Verlauf des Schädigungsprozesses manifest werden.

Unbestreitbar ist aber die Tatsache, dass diese Plastizitätsressourcen ipsilaterale oder kontralaterale Reorganisationsprozesse in Gang setzen können (Stiles, 2000), in deren Verlauf einzelne kognitive Funktionen, wie z. B. Sprache um ein bestimmtes Hirnareal „wetteifern“. Es kann dadurch zu einem Effektivitätsverlust der jeweils konkurrierenden Funktionen kommen, was als „Crowding-Effekt“ in der Literatur bekannt ist (Vargha-Khadem & Mishkin, 1997). Auch die Begrenzung des Entwicklungspotenzials von „distanten“ kognitiven Funktionen, deren hirnorganische Basis primär nicht geschädigt ist (remote effect), könnte im Sinne einer, wenn auch unvollkommenen Reorganisation, verstanden werden.

Crowding-Effekt

Hat ein läsionelles Ereignis eine Epilepsie gebahnt, können die damit verbundenen Reorganisationsprozesse weitere epileptische Aktivität fördern und neuropsychologische Funktionen zusätzlich beeinträchtigen, d. h. die durch das epileptische Geschehen angestoßenen Plastizitätsschübe sind immer „janusköpfig".

Es muss an dieser Stelle betont werden, dass Plastizität und die dazugehörenden molekularbiologischen Prozesse, die sich altersabhängig sehr differenziert darstellen (Kolb, 1999), keinesfalls nur ein kindliches Entwicklungsphänomen darstellen. Die darauf aufbauenden Reorganisationsprozesse betreffen auch das ausgereifte Gehirn (Stiles, 2000). Allerdings sind die Regeln, die die frühen und auch späten Reorganisationsprozesse steuern, nur unzureichend erforscht (Stein et al., 2000).

Plastizität über die Lebensspanne

Läsionelle Ereignisse und Prozesse werden in ihrer Wirkungsdynamik auf die kognitive Entwicklung bzw. auf die kognitiven Prozesse durch eine Vielzahl von Parametern moduliert, deren Zusammenwirken unter den Bedingungen epileptischer Aktivität noch wenig verstanden ist.

4.2.2 Klinische und subklinische epileptische Aktivität

Die Frage, ob epileptische Anfälle Hirnschäden verursachen oder bereits ausgebildete verstärken können, wird bis heute sehr kontrovers und z. T. wenig differenziert diskutiert (Deonna & Roulet-Perez, 2005). So erstrecken sich Antworten auf diese Frage von der Behauptung, jeder Anfall stelle ein Schädigungsereignis dar bis zur gegenteiligen Position, dass epileptische Anfälle, fokal oder generalisiert, eigentlich harmlos seien (Heubrock & Petermann, 2000), da sie nur eine vorübergehende funktionale Irritation des Gehirns darstellen.

Tatsächlich ist ein direktes Ursache-Wirkungsverhältnis zwischen Anfallsaktivität (mit ihren begleitenden iktalen oder interiktalen elektrophysiologischen Störprozessen) und kognitiven Beeinträchtigungen methodisch schwierig zu belegen (Aldenkamp & Arends, 2004; Vingerhoets, 2006). So ist in der Regel nicht zu klären, ob eine hohe Anfallsaktivität zu einer Hirnschädigung geführt hat oder ob eine bereits vorbestehende Schädigung hohe Anfallsaktivität verursacht oder wenigstens begünstigt und diese wiederum die vorbestehende Schädigung ausgestaltet hat.

Unstreitig sind dagegen korrelative Beziehungen zwischen generalisierter Anfallsaktivität (in Form von Grand-Mal-Anfällen) und neurokognitiven bzw. neuropsychologischen Störungen (Meenke & Janz, 1984).

Auch unkontrollierte komplex fokale Anfälle und deren elektrophysiologische Begleitsymptomatik stellen zumindest langfristig ein Risiko für neurokognitive bzw. neuropsychologische Funktionen dar (Diener & Mayer, 1996; Fuerst et al., 2003; Liu et al., 2005). Die lange Zeit vorherrschende Lehrmeinung, dass fokale Anfallsaktivität lediglich zu transienten Störungen führt, hält empirischen Daten nicht mehr stand (Binnie, 1991). Ob Therapieresistenz gar progrediente Auswirkungen hat und zu einem akzellerierten Abbau entsprechender Funktionen führt, wird mittlerweile intensiv, wenn auch kontrovers diskutiert (Helmstaedter, 2000; Hoppe et al., 2007).

Weitere Belege für das Störpotenzial epileptischer Aktivität bieten vor allem die kindlichen Partialepilepsien, wie die sogenannte Rolando-Epilepsie oder das LKS (Landau-Kleffner-Syndrom) bzw. ESES (Electrical-Status-Epilepticus-during-Sleep-Syndrom) (Deonna & Roulet-Perez, 2005; Neville, 1999). Letztgenannten ist gemeinsam, dass sich die jeweilige epileptische Aktivität meist subklinisch abbildet, d. h. es kommt selten zu einem klinischen Anfallsgeschehen.

Hier wird ein Störungsmodell angenommen, das einzelne elektrophysiologische Paroxsysmen hypersynchroner epileptischer Aktivität, seien sie generalisiert oder fokal, in Korrelation zu kurzfristigen zunächst reversiblen neurokognitiven bzw. neuropsychologischen Störungen setzt (Aldenkamp & Arends, 2004). Für diese Störungen hat sich der Begriff „transient cognitive impairment" (TCI) durchgesetzt (Metz-Lutz, 2001). Kommt es zu einer Intensivierung dieser Paroxsysmen in Dichte und Dauer, werden auch irreversible neurokognitive bzw. neuropsychologische Störungen wahrscheinlicher.

Eine weiter zunehmende Intensivierung der paroxsysmalen Aktivität mündet im Anfallsstatus und wahrscheinlich in überdauernde Störungen der Wahrnehmung und Informationsverarbeitung (Aldenkamp & Arends, 2004).

Diese klinischen Erfahrungen (Diener & Mayer, 1996) werden zunehmend durch experimentelle Daten bestätigt, die zeigen, dass hypersynchrone Aktivität u. a. die Entwicklung von Synapsen und Spines beeinträchtigt (Swann et al., 2000) und damit auf basale Entwicklungsprozesse Einfluss nimmt, die neurokognitiven und neuropsychologischen Funktionen zugrunde liegen (Durand et al., 1996; Holmes, 1991). Offensichtlich können durch die hypersynchrone Aktivität strukturelle Schädigungen verursacht werden, so dass neuronale Netzwerke ihre Funktion nicht nur vorübergehend einbüßen. Dementsprechend überdauern bei einem erheblichen Anteil von Patienten neuropsychologische Defizite bzw. entwickeln sogar eine negative Dynamik, wie z. B. bei den sogenannten benignen Partialepilepsien, einschließlich ESES und LKS (Gross-Selbeck et al., 2004). Strukturelle Schädigungen sind umso wahrscheinlicher, wenn die Rückbildung neurokognitiver und neuropsychologischer Defizite trotz Reduktion oder im günstigsten Fall Eindämmung der hypersynchronen Aktivität ausbleibt. *D. h. die Eindämmung hypersynchroner Aktivität scheint eine notwendige, aber nicht hinreichende Bedingung für den Rückbildungsprozess bzw. die Prävention zu sein (Haverkamp et al., 2001).*

Hypersynchrone Aktivität als Auslöser von Entwicklungsstörungen

Es ist also unstreitig, dass durch hypersynchrone Aktivität angestoßene Schädigungsereignisse die Entwicklung neurokognitiver und neuropsychologischer Funktionen beeinträchtigen können. Die starke Resistenz des sich entwickelnden Gehirns (Maytal & Shinnar, 1989) gegenüber iktalen Schädigungsereignissen verhindert wahrscheinlich noch gravierendere strukturelle Auswirkungen.

Aber auch bereits ausgereifte neuronale Netzwerke, auf denen einzelne neuropsychologische Funktionen beruhen, wie z. B. Gedächtnis oder Aufmerksamkeit, können durch iktale und interiktale Aktivität langfristig zusätzlich beeinträchtigt werden (Hoppe et al., 2007).

So ist nicht auszuschließen, dass sich eine aufgrund eines Schädel-Hirn-Traumas entwickelnde Gedächtnisstörung durch paroxysmale epileptische Aktivität zusätzlich dynamisiert und regressive Entwicklungen anstößt wie sie auch bei therapieresistenten Temporallapenepilepsien im Erwachsenenalter für Gedächtnisfunktionen beschrieben sind (Helmstaedter, 2004).

Fazit

Epileptische Aktivität und ihr elektrophysiologisches Begleitgeschehen ist offensichtlich Teil eines nicht nur transienten irritativen Prozessgeschehens auf neuronaler Ebene. Dieses Prozessgeschehen, sei es generalisiert oder fokal, ist auch „zwischen" den Anfällen (interiktal) aktiv und stellt damit eine überdauernde Risikosituation da, die in neuropsychologische Funktionsabläufe eingreifen kann, ohne dass klinische Anfallsaktivität beobachtbar bzw. erlebbar ist (Deonna & Roulet-Perez, 2005).

4.2.3 Antiepileptische Pharmakotherapie

4.2.3.1 Allgemeine therapeutische Prinzipien

Medikamentöse Therapie nach wie vor wichtigste Therapieform

Nach wie vor sind Medikamente die wichtigsten Bausteine einer antiepileptischen Therapie, auch wenn in den letzten Jahren viele Patienten mit therapieresistenten fokalen Epilepsien erfolgreich epilepsiechirurgisch behandelt werden konnten.

Vor Beginn einer antiepileptischen Therapie muss die Epilepsiediagnose gesichert werden, d. h. nichtepileptische Anfälle und Gelegenheitsanfälle müssen ausgeschlossen werden. Differenzialdiagnostisch sind daher v. a. psychogene Anfälle, Synkopen unterschiedlicher Genese, kataplektische Anfälle im Rahmen eines Narkolepsie-Syndroms und paroxysmale extrapyramidal-motorische Anfälle zu bedenken, um nur einige wenige zu nennen (Ernst, 2000).

Epilepsietypische Potenziale im EEG ohne klinische Anfallskorrelate sollten *nicht* behandelt werden (Ausnahme: der bioelektrischer Status bei ESES und das LKS (Gross-Selbeck et al., 2004).

Im ersten Schritt ist eine Monotherapie anzustreben, da diese eine viel bessere Zuordnung von Wirksamkeit und Nebenwirkungen erlaubt und auch Vorteile hinsichtlich der Compliance hat. Was die Wahl des Medikamentes betrifft, reicht es aus, zwischen Epilepsien fokalen Ursprungs und idiopathisch generalisierten Epilepsien zu unterscheiden (s. Abb. 1). Bei Versagen der eingeführten Monotherapie kann zunächst auf eine andere übergegangen werden.

Dies geschieht in aller Regel überlappend. Als Alternative bietet sich an, eine weitere Substanz in Kombination zur ersten zu verabreichen, d. h. kurzfristig die Monotherapie zu verlassen. Wichtig ist zu beachten, dass jedes Medikament in Monotherapie bis an die Nebenwirkungsgrenze ausdosiert werden sollte. Abbildung 4 zeigt in einem Kaskadenmodell, wie dramatisch sich die Chancen auf Anfallsfreiheit verschlechtern, wenn das erste adäquat angewandte Medikament nicht zum Erfolg geführt hat. Gleichwohl gelingt es durch eine kompetent angelegte Pharmakotherapie annähernd 80 % aller Patienten zufriedenstellend zu behandeln.

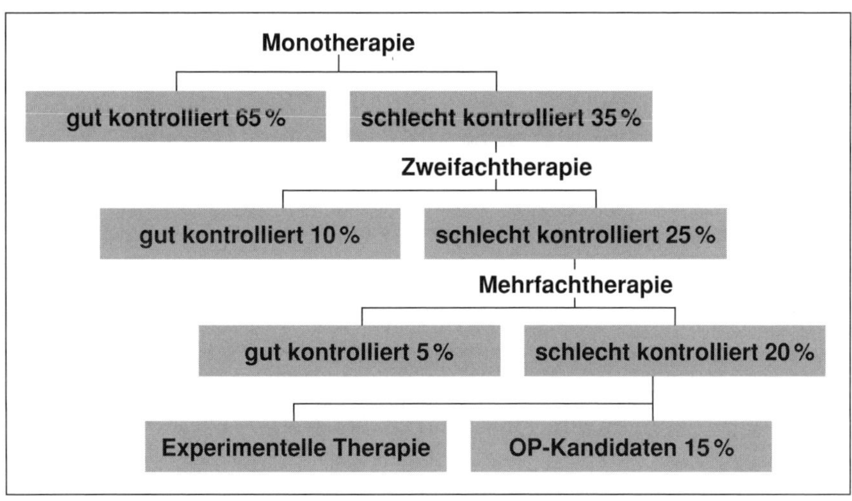

Abbildung 4:
Therapiekaskade Pharmakotherapie von Epilepsien (Mattson, 1992)

Vorteile einer Kombinationstherapie bestehen darin, dass sich verschiedene Wirkungsmechanismen in sinnvoller Weise ergänzen können. Nachteile ergeben sich durch die Addition oder die Potenzierung von Nebenwirkungen der verschiedenen Antiepileptika. Zudem können Nebenwirkungen nicht mehr eindeutig einem Medikament zugeordnet werden. Ein weiterer Nachteil ist auch eine nachlassende Compliance.

In der Langzeitüberwachung einer antiepileptischen Therapie sind regelmäßige klinische Kontrolluntersuchungen erforderlich, welche die zwischenzeitliche Anfallsdokumentation des Patienten, eine eingehende internistisch-neurologische Untersuchung, die Ableitung eines EEGs sowie ggf. Laboruntersuchungen (Blutbild, Transaminasen, ggf. Blutgerinnung bei Valproat-Therapie), umfassen sollten (Ernst & Steinhoff, 2008). Besteht der Verdacht auf neuropsychologische Nebenwirkungen müssen selbstverständlich entsprechende Untersuchungen zum Therapiemonitoring gehören.

Das Beendigen einer Therapie erfolgt nach drei- bis fünfjähriger Anfallsfreiheit bei saniertem bzw. weitgehend saniertem EEG. Ausnahmen sind bei einer unkomplizierten Absence-Epilepsie (Pyknolepsie) oder der Rolandischen Epilepsie indiziert.

Ein unzureichendes Ansprechen auf die medikamentöse Therapie muss nicht zwangsläufig ein Hinweis auf eine Pharmakoresistenz sein, sondern sollte zunächst Anlass sein, andere Faktoren oder mögliche Behandlungsfehler aufzudecken. In diesem Zusammenhang wird auch von *scheinbarer* Pharmakoresistenz gesprochen, deren wichtigste Ursachen im folgenden Kasten aufgelistet sind:

Ursachen für scheinbare Pharmakoresistenz

- Fehlerhafte Diagnose
- Eine symptomatische Ursache wird unzureichend behandelt
- Mangelhafte Compliance
- Der Dosierungsspielraum wird nicht ausgeschöpft
- Ungeeignete antikonvulsive Substanz (z. B. Carbamazepin zur Behandlung von Absencen)

Kann dagegen Pharmakoresistenz nachgewiesen werden, sollte frühzeitig an die Möglichkeit eines epilepsiechirurgischen Eingriffs gedacht werden. Bei anderen, nicht für eine Operation in Frage kommenden Patienten, sollten auch alternative Therapieformen wie die Vagusnerv-Stimulation und das Biofeedback oder im Kindesalter die ketogene Diät erwogen werden.

4.2.3.2 Nebenwirkungen der antiepileptischen Pharmakotherapie

Antiepileptika nehmen in Form von Nebenwirkungen *in jeder Alterstufe* Einfluss auf neuropsychologische und psychosoziale Funktionen, was den positiven Effekt der Anfallskontrolle oder -freiheit nicht nur schmälern, sondern in Frage stellen kann. Durch den Einfluss auf die exitatorische und inhibitorische Transmission werden auch Regulationsprozesse moduliert, auf denen kognitive Funktionen beruhen. Damit werden Nebenwirkungen geradezu unvermeidlich (Fenwick, 1992). Sie sind in der Regel reversibel und von Ausnahmen abgesehen kurzfristig durch Rückführung oder Veränderung der antiepileptischen Therapie zu beschränken oder zu begrenzen.

Nebenwirkungen sind in der Regel reversibel

Vor dem Hintergrund, dass die bereits angesprochenen Risikofaktoren, vor allem die hirnorganischen, weitgehend irreversible Wirkungen zeitigen, kommt den Antiepileptika eine besondere Bedeutung zu. Ihre psychotropen Effekte lassen sich wie folgt klassifizieren (Mayer, 1989):

Klassifikation von Nebenwirkungen
– bei offensichtlicher Überdosierung – Idiosynkratische Nebenwirkungen a. aufgrund genetisch-konstitutioneller Faktoren (Valproinsäure!) b. idiopathische Reaktionen: Diphenylhydantoin-Enzephalopathien bei normaler Dosierung – Nebenwirkungen im sogenannten therapeutischen Bereich

4.2.3.2.1 Brom (BR)

Trotz der diversen „neuen" Antiepileptika hat das älteste bekannte Antiepileptikum in den letzten Jahren eine gewisse Rennaissance erlebt (Steinhoff, 1988), ohne dass psychischen und neuropsychologischen Nebenwirkungen Beachtung geschenkt wurde. Nebenwirkungen wurden und werden vor allem auf Überdosierungen zurückgeführt (Bing 1932; Dreifuss, 1989), was nicht verwundern kann, da differenziertere neuropsychologische Untersuchungen nahezu gänzlich fehlen. Andererseits gibt es eine erdrückende klinische Berichterstattung, die die hohe Nebenwirkungspotenz von Brom unterstreicht (Mayer, 1997a). So sind insbesondere deutliche Einschränkungen des allgemeinen Wahrnehmungstempos, auch bei Dosierungen im sogenannten therapeutischen Bereich beobachtet worden. Klinische Erfahrungen zeigen, dass selbst nach Absetzen einer langjährigen Therapie die genannten Nebenwirkungen sich nur partiell zurückbilden. Gleichwohl kann bei therapieschwierigen Epilepsien ein Therapieversuch mit Brom indiziert sein.

4.2.3.2.2 Carbamazepin (CBZ)

Neben PHT ist Carbamazepin das weltweit am häufigsten eingesetzte antiepileptische Medikament. Die weite Verbreitung ist neben seiner guten Wirksamkeit bei fokalen und sekundär generalisierten Anfällen auch seiner guten Verträglichkeit zu verdanken. In verschiedenen Vergleichsuntersuchungen mit PB, Primidon oder auch PHT zeigte CBZ durchgehend die niedrigsten Nebenwirkungsraten (Herranz et al., 1988). Gleichwohl gibt es Berichte über Auswirkungen auf Verhalten und Erleben bis hin zu Persönlichkeitsveränderungen (Pryse-Philipps & Jeavons, 1970). Die neuropsychologischen Nebenwirkungen betreffen vor allem die psychomotorische sowie die mentale Geschwindigkeit. In der Regel sind diese Nebenwirkungen reversibel. Gleichwohl ist festzuhalten, dass CBZ nur für eine kleine Gruppe von Patienten nicht als AED (antiepileptic drug) erster Wahl betrachtet werden darf. Ob hier Oxcarbazepin (OXC) eine Alternative darstellt, konnte bisher empirisch nicht hinreichend gesichert werden (Tzitiridou et al., 2005). Es ist davon auszugehen, dass OXC ein sehr ähnliches Nebenwirkungsprofil aufweist (Franzoni et al., 2006).

4.2.3.2.3 Ethosuximid (ESM)

Bereits in den ersten Jahren nach der Einführung von Ethosuximid wurde auf das nicht unerhebliche Risiko für die Ausbildung von allgemeinen Verhaltensstörungen hingewiesen (Herranz et al., 1988). Neben einer verstärkten Neigung zu Aggressivität und Irritierbarkeit gibt es auch Berichte über psychotische Veränderungen mit depressiver wie paranoider Symptomatik (Mayer, 1989). Insbesondere heranwachsende Patienten, die bereits vor der ESM-Therapie psychiatrisch auffällig waren, unterliegen einem erhöhten Risiko. Auch kognitiv-neuropsychologische Beeinträchtigungen sind beschrieben, scheinen aber für das Nebenwirkungsprofil nicht entscheidend zu sein (Mayer, 1989).

4.2.3.2.4 Gabapentin (GPT)

Das Nebenwirkungsprofil von Gabapentin wird bei Erwachsenen als durchgehend günstig beschrieben (Schachter, 2002), während die antiepileptische Potenz umstritten ist (Drane & Meador, 2002). Ob GPT über einen positiv psychotropen Effekt verfügt (Dodrill et al., 1999), ist wie bei anderen Substanzen nicht hinreichend belegt. Zweifel bestehen vor allem im Kindesalter, wo Hyperaktivität, Irritierbarkeit sowie Aggressivität als Nebenwirkungen beschrieben sind. Höchst wahrscheinlich ist von transienten Nebenwirkungen auszugehen, die durch Dosisreduktion oder Auslass beherrschbar sind.

4.2.3.2.5 Lamotrigin (LTG)

Seit seiner Einführung erfreut sich Lamotrigin aufgrund guter Wirksamkeit, wie aufgrund der günstigen allgemeinen Verträglichkeit großer Beliebtheit. Im Gegensatz zu den meisten bekannten antiepileptischen Substanzen wurden bis dato keine wesentlichen Auswirkungen auf kognitive Funktionen nachgewiesen (Aldenkamp et al., 2003). Einschränkungen der kognitionsstützenden Funktionen sowie des mentalen Tempos scheinen sich unter LTG selten einzustellen. Die empirischen Daten werden von Patienten bzw. Angehörigen gestützt, die LTG nicht nur als gut verträglich bewerten, sondern teilweise sogar als verhaltensbegünstigend (z. B. stimmungsaufhellend). Ob solche Beurteilungen lediglich bei Anfallsfreiheit oder Anfallkontrolle gebahnt werden, kann empirisch kaum geklärt wer-

Zweifel an einer substanzspezifischen Psychotropie

den. Nicht nur diese methodischen Aspekte begründen Zweifel an einer substanzspezifischen Psychotropie. So bleibt die Frage offen, ob die verhaltensbegünstigenden Eigenschaften, die LTG zugewiesen werden, sorgfältigen empirischen Studien standhalten würden. Berichte über aggressive Tendenzen bei Patienten mit geistigen Behinderungen scheinen diese These zu bestätigen (Schmitz, 2002).

4.2.3.2.6 Levetiracetam (LEV)

Seit der Jahrtausendwende gehört auch Levetiracetam zu dem Spektrum neuer antiepileptischer Substanzen. Neben TPM und LTG hat es sich in der Zwischenzeit bereits einen vorderen Platz in der Verordnungsrangliste erobert. Es wird wie die meisten neuen Antiepileptika additiv eingesetzt. Die antiepileptische Wirksamkeit ist unbestritten (Cramer et al., 1999), wofür die hohen Retentionsraten, etwa im Vergleich zu TPM (Bootsma et al., 2008) sprechen. Das günstige Nebenwirkungsprofil ist in Vergleichsstudien vor allem mit TPM belegt (Gomer et al., 2007; Meador, 2008). Dennoch besteht bei verhaltensauffälligen Patienten jeden Alters das Risiko aggressiver Tendenzen, wobei Kinder ein höheres Risiko tragen (Mula et al., 2003).

4.2.3.2.7 Phenobarbital (PB)

Phenobarbital gehört mit Brom zu den ältesten bekannten antiepileptischen Substanzen. Es ist das Antiepileptikum mit der höchsten Nebenwirkungsrate, insbesondere was die sozial-emotionalen Funktionen angeht. So werden bei fast 50 % der behandelten Patienten, vor allem bei Kindern und Jugendlichen, Aggressivität, Hyperaktität und Schlafstörungen beobachtet. (Diener & Mayer, 1996; Herranz et al., 1988). Erwachsene Patienten berichten von Einschränkungen der emotionalen Steuerungsfähigkeit. Diese Nebenwirkungen können in der Regel durch Dosisreduktion beherrscht werden. Die negativ-psychotropen Auswirkungen können die allgemeine Lebensführung so stark beeinträchtigen, dass selbst bei bestehender Anfallsfreiheit das Absetzen dieses Medikamentes erwogen werden muss (Diener & Mayer, 1996). Nicht selten werden Verhaltensänderungen, wie etwa Aggressivität oder Hyperaktivität, die zunächst endogen gedeutet wurden, erst nach Absetzten einer langjährigen Therapie als Nebenwirkungen erkannt. Vor allem Patienten, die über ihre Befindlichkeit nicht Auskunft geben können, etwa Kinder oder Erwachsene mit zusätzlichen Beeinträchtigungen, wie einer geistigen Behinderung, bedürfen hier besonderer Achtsamkeit.

Absetzen von PB trotz Anfallsfreiheit

Während soziale und emotionale Nebenwirkungen in der Regel nach Absetzen einer Therapie reversibel sind, gibt es Hinweise, dass die negativen Effekte auf kognitive Funktionen überdauern (Aldenkamp, 2001; Sulzbacher et al., 1999). Dementsprechend belegen experimentelle Daten nicht nur funktionelle, sondern auch hirnstrukturelle Effekte (Yanai & Bergman, 1981). Neuropsychologische Nebenwirkungen betreffen vor allem die kognitionsstützenden Funktionen, also Konzentration und Aufmerksamkeit (Lezak, 1991). Gerade bei Kindern und Jugendlichen muss also eine Therapieindikation mit PB sehr sorgfältig erwogen werden.

4.2.3.2.8 Phenytoin (PHT)

Phenytoin gehört noch heute zu den am häufigsten eingesetzten Antiepileptika, vor allem in den USA. Ein Grund für diese Beliebtheit ist sicherlich, dass nicht mit sedierenden Wirkungen gerechnet werden muss. Überhaupt galt PHT lange Zeit als ein Medikament, das weitgehend nebenwirkungsfrei vertragen wird. In der Zwischenzeit sind die Beurteilungen sehr viel zurückhaltender, da PHT die kognitive Informationsverarbeitung empfindlich beeinflussen kann und damit auch ein gewisser sedierender Effekt nicht so unwahrscheinlich ist, wie lange angenommen worden ist. Tatsache ist aber auch, dass sowohl kognitiv-neuropsychologische wie auch psychische Nebenwirkungen unter PHT deutlich seltener zu beobachten sind als unter PB (Mayer & Diener, 1995). Auf idiosynkratischer Basis kann es nicht nur bei hoher Dosierung, sondern auch bei Plasmakonzentrationen im sogenannten therapeutischen Bereich zu psychotisch anmutenden Verhaltensänderungen kommen (Vallarta et al., 1974). Auch bei Absetzen von PHT sind diese Verhaltensbilder nicht durchgehend reversibel, sondern können langfristig überdauern.

PHT-Enzephalopathie auch bei Plasmakonzentrationen im sogenannten therapeutischen Bereich

4.2.3.2.9 Sultiam

Sultiam ist eines der wenigen antiepileptischen Medikamente, das im Kindesalter vor allem bei der Behandlung sogenannter „benigner“ fokaler Epilepsien zum Einsatz kommt. Hier hat es seine besondere Wirkungsdynamik eindrücklich belegt (Rating, 2000). Über neuropsychologische und klinische Nebenwirkungen ist wenig bekannt. Sie sind jedoch nicht auszuschließen (Dodrill, 1975; Wirrell et al., 2008) wie Berichte über psychotische Verhaltensänderungen belegen (Liske et al., 1963; Rivinius, 1982).

4.2.3.2.10 Topiramat (TPM)

Topiramat gehört sicherlich zu den potentesten Antiepileptika der neuen Generation. Auch hinsichtlich der Nebenwirkungen nimmt es gegenüber allen neueren Antiepileptika eine besondere Position ein. Klinisch sind deutliche Sedierungseffekte beschrieben. Aber auch erethisches und umtriebiges Verhalten wird als Nebenwirkung beobachtet (Mohamend et al., 2000). Daneben gibt es bei Kindern wie Erwachsenen Berichte über die verschiedensten psychiatrischen Auffälligkeiten, z. B. Ängstlichkeit, Aggressivität und depressive Verstimmungen (Gerber et al., 2000; Moreland et al.,1999).

Neuropsychologisch sind neben Störungen der kognitionsstützenden Funktionen einschließlich des mentalen Tempos, Gedächtnisstörungen sowie spezifische Sprach- und Sprechstörungen sowie Einschränkungen der Wortflüssigkeit beschrieben (Huppertz et al., 2001). Sie können so stark ausgeprägt sein, dass sich Verhaltensbilder mit schwer aphasischen bis mutistischen Zügen herausbilden. Ob diese Nebenwirkungen wenigstens teilweise durch langsames Eindosieren vermieden oder reduziert werden können, wird kontrovers diskutiert (Aldenkamp et al., 1989). Gewöhnungseffekte sind beschrieben, scheinen aber keiner Regel zu folgen. Das interindividuell unterschiedliche Nebenwirkungsprofil ist wohl nur mit dispositionellen Einflüssen erklärbar. Überwiegend sind die verschiedenen Nebenwirkungen nach Auslass einer Therapie mit TPM reversibel. Patienten mit vorbestehenden sozial-emotionalen oder kognitiven Defiziten unterliegen einem höheren Risiko, die genannten Nebenwirkungen zu entwickeln (Coppola et al., 2008), was bereits bei anderen antiepileptischen Substanzen beschrieben wurde (Harbord, 2000). Verschiedene Vergleichstudien etwa mit CBZ oder VPA konnten die höhere Nebenwirkungspotenz von TPM ebenfalls unzweifelhaft belegen (Kang et al., 2007; Meador et al., 2003).

Starke Sprach- und Sprechstörungen

4.2.3.2.11 Valproat (VPA)

Ähnlich wie bei CBZ wurde bei der Markteinführung von Valproat auf das günstige Nebenwirkungsprofil verwiesen. Da sedierende Wirkungen zunächst nicht berichtet wurden, ist es nicht erstaunlich, dass auch VPA ein positiv psychotroper Effekt zugeschrieben wurde (Mayer, 1989). In der Zwischenzeit gibt es keinen Zweifel, dass Valproat zu Einschränkungen der kognitiven Informationsverarbeitung führen kann, so dass sogar IQ-Regressionen, die nach Auslass wieder reversibel waren, nachgewiesen sind (Mayer, 1997b). Dennoch ist festzuhalten, dass VPA vor allem langfristig weniger Einfluss auf kognitiv-neuropsychologische Funktionen nimmt als PHT oder Barbiturat-Präparate. Gleichwohl gilt es latenten Veränderungen kognitiv-neuropsychologischer Funktionen psychometrisch nachzuspüren, da sie langfristig die übergeordnete Verhaltensanpassung tangieren können (Aldenkamp, 2001; Diener & Mayer, 1996; Herranz et al., 1988). Schwerwiegende Veränderungen der Vigilanz sollten immer als Hinweis auf eine VPA-Enzephalopathie angesehen werden, was ein sofortiges Absetzen notwendig macht. In der Regel sind diese Nebenwirkungen reversibel (Zaret & Cohen, 1986).

Schwerwiegende Veränderungen der Vigilanz sollten als Hinweis auf eine VPA-Enzephalopathie angesehen werden

4.2.3.2.12 Vigabatrine (VGB)

Klinische Untersuchungen belegen sowohl Dämpfung und Sedierung wie auch Agitierheit und Aggressivität, also eher Überstimulation. Daneben gibt es hinreichend Belege für Schlafstörungen und depressive Verstimmungen insbesondere bei Kindern (Kwan & Brodie, 2001). Einem besonderen

Risiko unterliegen Patienten mit psychotischen Verhaltensstörungen in der Vorgeschichte. Offensichtlich kann VGB solche Dispositionen bahnen und verstärken. Neuropsychologische Nebenwirkungen sind kaum beschrieben, sieht man einmal von dosisbezogenen Einschränkungen des psychomotorischen Tempos und der mentalen Geschwindigkeit ab. Die schwerwiegendsten Nebenwirkungen, die zu einem signifikanten Verschreibungsrückgang geführt haben, betreffen irreversible Gesichtsfeldeinschränkungen (Wild et al., 2007). Sie wurden bei Kindern wie Erwachsenen, insgesamt bei ca. 30 % der behandelten Patienten, nachgewiesen. Möglicherweise ist dieser Anteil noch höher, da ja jüngere Kinder oder behinderte Patienten über solche Auswirkungen nicht Auskunft geben können (Spencer & Harding, 2003) und demzufolge wahrscheinlich übersehen wurden bzw. werden.

Gesichtsfeldeinschränkungen

4.2.3.2.13 Zonisamide (ZNS)

Untersuchungen zur Nebenwirkungspotenz sind bisher kaum durchgeführt worden, so dass selbst eine vorläufige Beurteilung sich nur unzureichend auf empirische Daten stützen kann. Untersuchungen belegen jedoch negative Auswirkungen insbesondere auf die verbale Merkfähigkeit sowie die Wortflüssigkeit (Berent et al., 1987; Park et al., 2008). Auch bei der Behandlung von Kindern (Mandelbaum et al., 2005) muss mit einer klinisch relevanten Rate an Nebenwirkungen gerechnet werden, die Sedierung, Somnolenz aber auch psychotisch anmutende Verwirrtheitszustände umfasst (Schachter, 2002).

4.2.3.3 Polytherapien

Die dargestellen klinischen und neuropsychologischen Nebenwirkungen beziehen sich auf ihren Einsatz in Monotherapien. Das Nebenwirkungprofil der sogenannten „neuen“ Antiepileptika konnte in der Regel nur in Kombinationstherapie bzw. als Add-on-Therapie beschrieben werden (vgl. Zulassungsrichtlinien).

Die methodischen Schwierigkeiten, Nebenwirkungen, seien sie positiv oder negativ, wissenschaftlich zu belegen und als substanzspezifisch zu qualifizieren, steigen aber mit der Anzahl der Medikamente, die in eine Therapie eingebunden sind (Mayer, 1989; Schachter, 2002). Systematische wissenschaftliche Untersuchungen zu Kombinationstherapien fehlen sowohl für „alte“ wie für „neue“ (mit * gekennzeichnet) Antiepileptika. Inwieweit sich also psychotrope Nebenwirkungen einzelner Substanzen in einer Polytherapie einfach addieren, potenzieren oder anderweitig gegenseitig beeinflussen, ist bisher weitgehend unbekannt (Aldenkamp, 2001). So sind es vor allem sogenannte klinische Auslassstudien, die zweifelsfrei belegen, dass sich negativ-psychotrope Auswirkungen in einem polytherapeu-

Polytherapien haben eine höhere Nebenwirkungspotenz

tischen Konzept in der Regel noch gravierender darstellen (Kwan & Brodie, 2001).

Im Einzelfall kann gar das Absetzen einer negativ-psychotropen Wirksubstanz die entscheidendere epileptologische Tat sein als das Ansetzen einer neuen Wirksubstanz (Schneble, 1997). Tabelle 4 gibt einen orientierenden Überblick über die neuropsychologischen Nebenwirkungen von Antiepileptika.

Tabelle 4:
Orientierende Bewertung „klassischer" bzw. „neuer" (mit * gekennzeichnet) Antiepileptika bezüglich neuropsychologischer Nebenwirkungen (Mayer, 2007a; Beurteilung in Anlehnung an Krämer, 2004)

	BR	CBZ	ESM	GBP*	LTG*	LEV*	PB	PHT	ST	TPM*	VPA	VGB*	ZNS*
Sprache	++	?	?	?	?	?	++	+	?	++	+	?	?
Gedächtnis	+	?	?	?	?	?	+	+	?	++	+	?	?
Aufmerksamkeit	+++	+	+	+	+	+	++	++	?	++	+	+	+
Ment. Geschw.	+++	+	+	?	+	+	++	+	?	++	++	+	+
Psychom. Geschw.	+++	+	+	?	+	+	++	+	?	++	+	+	+
Verhalten	+++	++	++	+	++	+	+++	+	?	++	++	++	+

Anmerkungen: ? = < 1 %, + = > 1 %, ++ = > 10 %, +++ = > 30 %.

4.2.3.4 Theoretische Einordnung

Vor dem Hintergrund der Wirkmechanismen der verschiedenen antiepileptischen Substanzen lassen sich zwei Gruppen unterscheiden (Ketter et al. 1999). Zum einen gibt es Antiepileptika, deren basaler Wirkmechanismus in einer Verstärkung der GABAergen Neurotransmission besteht. Entsprechende Substanzen verstärken inhibitorische Netzwerke und wirken klinisch sedativ-dämpfend. Nebenwirkungen auf neuropsychologische Funktionen und Verhalten haben eine vergleichbare Qualität, was häufig mit einer verlangsamten allgemeinen Informationsverarbeitung, im Sinne von „slowing of mental processing" einhergeht. Diesen Substanzen wird auch eine anxiolytische und antimanische Wirkung zugeschrieben (Ketter et al., 1999).

Der Wirkmechanismus der anderen Gruppe, wozu überwiegend die sogenannten „neuen" Antiepileptika gehören, wirkt dämpfend auf die glutaminerge exitatorische Neurotransmission, hat also eine antiglutaminerge Potenz. Hier stehen Nebenwirkungen im Vordergrund, die mit einer erhöhten allgemeinen Aktivierung im Sinne von Arousal einhergehen und zu einer Überstimulierung der basalen Informationsverarbeitung führen können. Psychopharmakologisch wird ihnen ein antidepressiver bzw. anxiogener Effekt zugeschrieben. In dieses Schema lässt sich lediglich Topiramat (TPM) nicht einordnen, da es GABA-erge und antiglutaminerge Wirkkomponenten hat und daher klinisch ein entsprechend komplexeres Nebenwirkungsprofil ausbildet (s. u.). Eine abschließende Klärung der verschiedenen Wirkmechanismen steht aber trotz intensiver Forschungsbemühungen noch aus (Schachter, 2002).

Neurobiologische und neuropsychologische Daten über Nebenwirkungen lassen sich im Rahmen der sogenannten Aktivierungs- oder Arousal-Theorie zusammenführen (Parnas et al., 1980). Entsprechend diesem Konzept hat jede Person ein individuell fluktuierendes Aktivierungsniveau, neuropsychologische, psychophysische und autonome Funktionen betreffend.

Alle Antiepileptika können das individuelle Aktivierungsniveau beeinflussen

Zwischen optimaler Verhaltensbereitschaft und optimaler Aktivierung besteht eine Korrelation, die sich durch eine umgekehrte U-Kurve darstellen lässt. Alle zentral wirkenden Medikamente, also auch Antiepileptika, ähnlich wie Psychopharmaka können das individuelle Aktivierungsniveau beeinflussen (s. Abb. 5). Entweder das optimale Niveau wird stabilisiert (keine Nebenwirkungen) oder es kommt zu einer suboptimalen Aktivierung (Über- oder Unteraktivierung), die neurokognitive Leistungseinbußen wie auch Verhaltensdysfunktionen (Ängstlichkeit, depressive Neigungen, aggressive Tendenzen, Verlangsamungen) mit sich bringt.

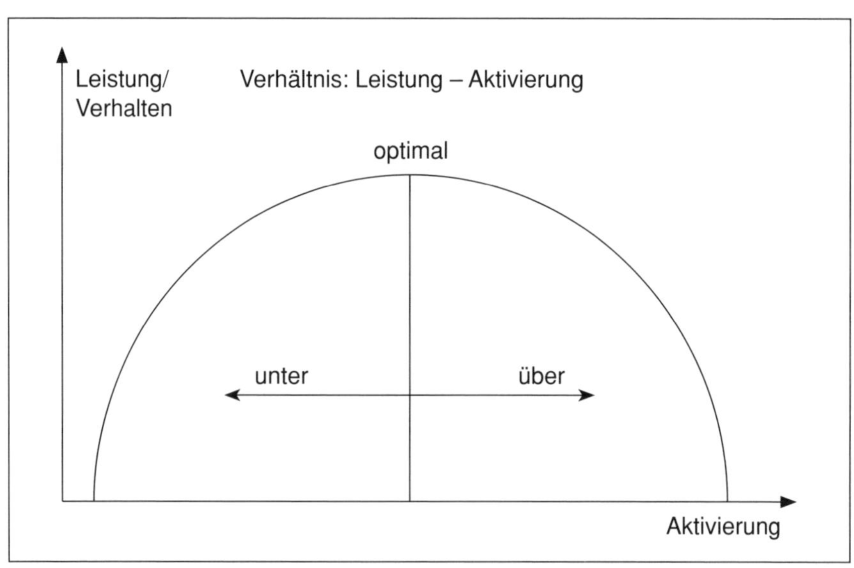

Abbildung 5:
Verhältnis Leistung – Aktivierung

Fazit

1. Prinzipiell kann jedes Antiepileptikum negativ-psychotrope Wirkungen entfalten. Sie betreffen vor allem die zentrale Informationsverarbeitung sowie die kognitionsstützenden Funktionen, d.h. Konzentration, Aufmerksamkeit und das mentale Tempo.
2. Das Risiko für neuropsychologische Nebenwirkungen wächst mit der Zahl der verordneten Antiepileptika und deren Dosis.
3. Auch die Antiepileptika der neueren Generation haben eine neurotoxische Potenz und nehmen Einfluss auf die Verhaltenssteuerung. Sie haben insbesondere bei therapieschwierigen Epilepsien keine signifikant höhere Wirksamkeit.
4. Zur Beurteilung von Nebenwirkungen sollten vor allem im Kindesalter auch die Angaben von Bezugspersonen gehören. Darüber hinaus kommt der Verhaltensbeobachtung unter realen Alltagsbedingungen eine wesentliche Bedeutung zu.
6. Besonders gefährdet sind Patienten mit vorbestehenden Verhaltens- und Entwicklungsstörungen.
7. Medikamentöse Neueinstellungen oder Umstellungen, insbesondere bei Risikopatienten sollten durch eine (neuro-)psychologische Untersuchung bzw. Verhaltensanamnese ergänzt werden.

5 Neuropsychologische Befunde

Neuropsychologische Defizite bei einer Epilepsie sind immer das Produkt der besprochenen Risikofaktoren und damit Ausdruck eines dynamischen Wirkungsgefüges (s. Abb. 6). So kann sich zum Beispiel eine Störung der verbalen Merkfähigkeit bei einer sehr aktiven Temporallappenepilepsie, die sich auf der Basis einer Hippokampussklerose herausgebildet hat, aggravieren und durch medikamentöse Einwirkungen zusätzliche Dynamik entfalten. Ebenso ist es möglich, dass eine kognitive Verlangsamung bei einer idiopathisch generalisierten Epilepsie durch die medikamentöse Behandlung verstärkt wird. Andererseits kann die Einleitung einer antiepileptischen Therapie die infolge unkontrollierter epileptischer Aktivität entstandene Dynamisierung einer Sprachstörung bei einer fokalen Epilepsie eingrenzen. Grundsätzlich sind bei einer Epilepsie vergleichbare neuropsychologische Störungen wie bei anderen hirnorganischen oder hirnfunktionellen Erkrankungen zu erwarten.

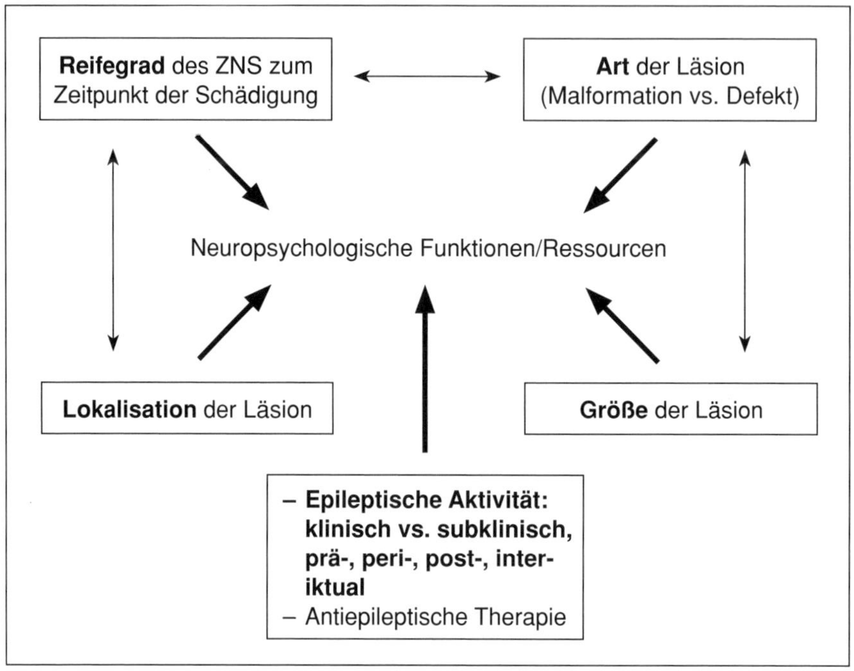

Abbildung 6:
Determinanten neuropsychologischer Funktionen und Ressourcen bei Epilepsie (in Anlehnung an Staudt et al., 2002)

5.1 Allgemeine kognitive Defizite

Allgemeine kognitive Defizite bzw. Intelligenzminderungen dürfen keinesfalls als regelhafte oder typische Begleiterscheinungen von Epilepsien angesehen werden. Gleichwohl gehören kognitive Defizite im Sinne einer allgemeinen Intelligenzminderung zu den häufigen Begleiterscheinungen epileptischer Erkrankungen.

Allgemeine kognitive Defizite sind bei jedem epileptischen Syndrom möglich

Allgemeine kognitive Defizite sind bei jedem epileptischen Syndrom, sei es fokal, generalisiert oder unbestimmbar, möglich. Diese Defizite können transient oder überdauernd sein.

Es lassen sich (im Kindesalter) verschiedene Verläufe dieser transienten oder überdauernden Störungen unterscheiden (Deonna & Roulet-Perez, 2005):

- Ein zunächst regelgerechter Entwicklungsverlauf erfährt mit Beginn der Epilepsie eine vorübergehende Regression.
- Eine kongenitale Entwicklungsstörung erfährt eine vorübergehende Regression, mit Kontrolle der Epilepsie (ohne Nebenwirkungen) wird das ursprüngliche Ausgangsniveau wieder erreicht.

- Eine kongenitale Entwicklungsstörung erfährt eine dauerhafte Verstärkung, d. h. der Entwicklungsverlauf verlangsamt sich infolge der Therapieresistenz (das Erlernen neuer Funktionen ist dauerhaft eingeschränkt).
- Eine kongenitale Entwicklungsstörung erfährt eine Regression, d. h. nicht nur das Erlernen neuer Funktionen ist dauerhaft eingeschränkt, sondern es kommt auch zum Verlust bereits erworbener Funktionen infolge unkontrollierter epileptischer Aktivität (und möglicher Nebenwirkungen).
- Eine Entwicklungsstörung (motorisch und kognitiv) bildet sich bei partieller Anfallkontrolle (ohne schwerwiegende Nebenwirkungen) leicht zurück (Entwicklungsniveau bleibt aber 2 SD unter der Altersnorm), wobei das Risiko für regressive Tendenzen fortbesteht.

Im Erwachsenenalter gibt es, wenn auch seltener, vergleichbare Verläufe:
- Ein zunächst regelgerechter kognitiver Befund erfährt mit Beginn der Epilepsie eine vorübergehende allgemeine Regression, die sich bei erfolgreicher und nebenwirkungsarmer Therapie zurückbildet.
- Ein zunächst regelgerechter kognitiver Befund erfährt mit Beginn der Epilepsie bei Therapieresistenz eine partielle Regression (z. B. zunehmende Gedächtnisstörung bei einer Temporallappenepilepsie (TLE).
- Ein zunächst regelgerechter kognitiver Befund erfährt mit Beginn der Epilepsie eine umschriebene Regression in verschiedenen Funktionsbereichen wie mentales Tempo und Aufmerksamkeit. Nicht nur bei Therapieresistenz besteht das Risiko einer allgemeinen Regression.

Die Auftretenswahrscheinlichkeit kognitiver Störungen ist bei einzelnen Syndromen unabhängig vom Alter sehr unterschiedlich, je nachdem welchen Einfluss die verschiedenen Risikofaktoren haben (Diener & Mayer, 1996; Holmes, 2002). Eher selten sind allgemeine (globale) kognitive Defizite zum Beispiel bei Epilepsien, die sich primär aufgrund einer genetischen Disposition herausgebildet haben, wie es bei allen idiopathischen Syndromen, einschließlich der idiopathisch-fokalen Epilepsie der Fall ist.

Auch bei sogenannten kryptogenen Syndromen, bei denen sich keine „läsionelle" Ursache (zumindest bis zum gegenwärtigen Zeitpunkt) finden lässt, sind allgemeine kognitive Defizite eher nicht zu erwarten. Die Wahrscheinlichkeit, dass sich solche Defizite im Krankheitsverlauf entwickeln, ist allerdings bei therapieresistenten Epilepsien höher, d. h. wenn es nicht gelingt die iktale und interiktale epileptische Störaktivität zu kontrollieren (Diener & Mayer, 1996). Besteht diese Aktivität fort, steigt das Risiko, dass sich regressive kognitive Verläufe einstellen können (Thompson & Duncan, 2005), wiewohl keine Läsion oder Malformation gefunden wird. Ähnliche Verläufe sind bei spezifischen Syndromen des Kindesalters zu beobachten (Besag, 2006). Hierzu gehören das LKS, das ESES-Syndrom oder das Doose-Syndrom (Holmes, 2002). Auch bei anderen idiopathisch-fokalen Epilepsien steht die iktale und interiktale epileptische Aktivität zumindest in korrelativer Beziehung zur Auftretenshäufigkeit von allgemeinen kognitiven Störungen. Allerdings sind solche Störungen bei Eindämmung iktaler oder interiktaler Störaktivität infolge einer antiepileptischen Therapie nicht grundsätzlich auszuschließen (Gross-Selbeck et al., 2004).

Rolando-Epilepsie nimmt Sonderrolle ein

Eine Sonderrolle nimmt die sogenannte Rolando-Epilepsie ein. Bei ihr sind in der Regel normgerechte kognitive Befunde zu erwarten. Selbstverständlich ist es nicht auszuschließen, dass es auch unter diesen Patienten solche mit Minderbegabung gibt bzw. geben muss. Hält man sich allerdings vor Augen, dass insgesamt besehen ca. zwei Drittel aller Epilepsien vor dem 20. Lebensjahr beginnen, sind die im Erwachsenenalter zu diagnostizierenden Intelligenzdefekte überwiegend bereits im Kindesalter angelegt. Sie sind in der Regel Folge einer Malformation, einer Läsion oder genetischer Erkrankungen, wie z. B. einer Trisiomie 21.

Die Diagnose einer idiopathisch-generalisierten Epilepsie schließt kognitive Störungen nicht aus

Die Diagnose einer idiopathisch-generalisierten Epilepsie schließt also keinesfalls kognitive Störungen aus, wie es in verschiedenen neuropsychologischen Publikationen verbreitet wird. Am häufigsten sind allgemeine kognitive Störungen zu erwarten, wenn das Risiko „Läsion“ oder „Malformation“ die Ätiologie bestimmt, wie es bei symptomatisch-fokalen Syndromen der Fall ist (Diener & Mayer, 1996). Wesentlich moduliert werden die kognitiven Auswirkungen aber durch Parameter, wie die Lokalisation, das Alter, die Art und insbesondere die Größe der Schädigung bzw. Malformation (s. Abb. 5). Eine früh erworbene Hippokampussklerose hat in den meisten Fällen erheblich weniger Auswirkungen auf das allgemeine kognitive Leistungsniveau als eine ausgedehnte hemispherielle Malformation. Wie bei idiopathisch-generalisierten oder unbestimmbaren Syndromen kann auch hier unkontrollierte epileptische Aktivität, die abberante neuronale Netzwerke fördert, zu regressiven Verläufen beitragen und zwar unabhängig vom Alter (Deonna & Roulet-Perez, 2005; Vingerhoets, 2006). Dies bedeutet, dass die Therapieresistenz wie auch die Rezidivrate nach Absetzten der antiepileptischen Therapie signifikanten Einfluss auf kognitive Befunde nehmen kann. Ein Rezidiv bedeutet, dass das zerebrale Irritationsgeschehen aktiv bleibt und seine Chronizität sich fortsetzt. Hat dagegen dauerhaft Anfallsfreiheit Bestand, kann offensichtlich diese Chronzität unterbrochen werden (Diener & Mayer, 1996)

Letztlich bleibt es aber ungeklärt, warum es beim gleichem Syndrom einmal zu stark regressiven Verläufen kommt, in anderen Fällen solche Verläufe unabhängig vom Erfolg der medikamentösen Behandlung jedoch vermieden werden können. Der Begriff der epileptischen Enzephalopathie oder „catastrophic epilepsy“ für alle Syndrome, die zu einer regressiven Entwicklung führen (Holmes, 2002), ist wenig hilfreich, da er lediglich deskriptiver Natur ist und keine differenzialdiagnostischen Überlegungen anstößt.

5.2 Teilleistungsstörungen bei generalisierten Epilepsien

Teilleistungsstörungen gehören zu den häufigsten Begleiterscheinungen

Neben den allgemeinen kognitiven Einschränkungen gehören vor allem umschriebene neuropsychologische Störungen im Sinne von Teilleistungsstörungen zu den häufigsten Begleiterscheinungen epileptischer Erkrankungen sowohl im Kindes- und Jugend- als auch im Erwachsenenalter.

Allerdings gibt es wenig verläßliche Daten zur Häufigkeit von Teilleistungsstörungen bei verschiedenen epileptischen Syndromen, da national wie international einheitliche Definitionen und Meßstandards fehlen. In einer der wenigen Untersuchungen, die sich dieser Thematik angenommen hat (Mayer, 1999), wird folgende Verteilung ermittelt (s. Abb. 7).

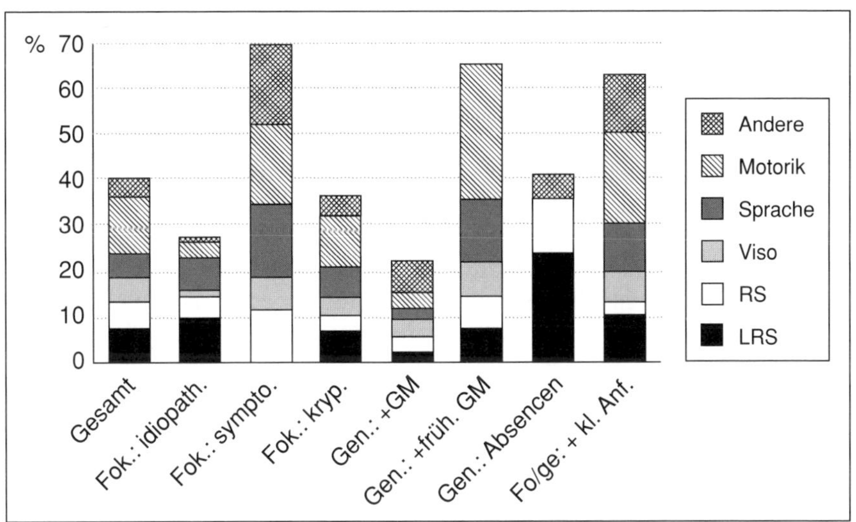

Anmerkungen: Fok. idiopath. = idiopathisch-fokale Epilepsie;
Fok.: sympto. = symptomatisch-fokale Epilepsie;
Fok.: kryp. = kryptogene fokale Epilepsie;
Gen.: +GM = Generalisierte Epilepsie + Grand-Mal;
Gen.: + früh. GM = Generalisierte Epilepsie + Grand-Mal des frühen Kindesalters;
Gen.: Absencen = Absencenepilepsie;
Fo/ge + kl. Anf. = unbestimmbare Epilepsie mit kleinen Anfällen.

Abbildung 7:
Teilleistungsstörungen bei verschiedenen epileptischen Syndromen
(nach dreijähriger Anfallsfreiheit, N = 378)

Die Verteilung zeigt, dass grobmotorische und visuomotorische Störungen sowie Sprach- und Sprechstörungen am häufigsten auftreten. Überzufällig häufig sind auch Lese-Rechtschreibstörungen sowie Rechenstörungen belegt. Diese Verteilung widerspricht der vor allem in jüngster Zeit verbreiteten These, dass die kognitive Entwicklung bei generalisierten Epilepsien regelhaft verlaufe (Heubrock & Petermann, 2000). Auch verbale wie non-verbale Gedächtnisstörungen oder Wahrnehmungsstörungen unterschiedlichster Modalität sind keinesfalls nur symptomatischen Epilepsien vorbehalten (Beghi et al., 2006; Echenne et al., 2001). Es ist also sehr wahrscheinlich, dass der Phänotyp einer Teilleistungsstörung gerade bei generalisierten Epilepsien durch Beeinträchtigungen verschiedenster Basisfunktionen in unterschiedlichsten Hirnregionen gebahnt wird.

Andererseits sind bei vergleichbarer Basisstörung unterschiedliche Teilleistungsstörungen möglich, da diese meist auf unbekannten Vorläufersymptomen aufbauen (Mayer, 1999). Bei Lese-Rechtschreibschwächen sind diese Vorläufersymptome z. B. komplexe sprachliche Wahrnehmungsstörungen (Schneider, 1989).

Aus diesem Grund ist es wenig überzeugend, Störungen der visuellen und auditorischen Informationsverarbeitung (Mirsky et al., 2001), wie sie insbesondere bei Absence-Epilepsien seit langem beschrieben werden, als spezifisch für generalisierte Epilepsien zu betrachten.

Ob die in den letzten Jahren im Zuge der immer differenzierteren Bildgebungstechnik gefundenen Anomalien in thalamokortikalen Netzwerken (Fojtikova et al., 2006) eine Ursache oder das strukturelle Korrelat darstellen, ist nicht abschließend zu klären. Andererseits könnten diese Anomalien belegen, dass unkontrollierte elektrophysiologische Störaktivität bzw. klinische Anfallaktivität auch bei generalisierten Epilepsien langfristig nicht ohne strukturelle Auswirkungen bleibt. Vor diesem Hintergrund macht es Sinn, Teilleistungstörungen in transiente bzw. permanente zu unterscheiden (Besag, 2006), wobei von einem fließenden und interindividuell sehr variablen Übergang auszugehen ist. Gleichwohl bleibt festzuhalten, dass bei generalisierten Epilepsiesyndromen ähnliche Teilleistungsstörungen wie bei fokalen Epilepsien gefunden werden können.

5.2.1 Besonderheiten im Kindesalter

Teilleistungsstörungen wandeln sich im Verlauf der Entwicklung

Berücksichtigt man, dass neuropsychologische Funktionen eine Entwicklungsdynamik entfalten, so ist zu erwarten, dass sich Teilleistungsstörungen, die ja immer auch einen Hinweis für einen zerebralen Irritationsprozess sind, sich mit zunehmendem Alter wandeln, geradezu eine Metamorphose erfahren. So entwickeln sich z. B. Störungen der semantischen Informationsverabeitung in umschriebene Störungen des Leseverständnisses, oder Defizite der Gestaltserfassung und mentalen Rotation wandeln sich zu Teilleistungsstörungen im rechnerischen Denken.

Je spezifischer sich eine Teilleistungstörung bereits im Kindesalter darstellt, desto wahrscheinlich wird sie im Erwachsenealter, wenn auch in anderer

Form, nachweisbar bleiben. Manifestieren sich Teilleistungsstörungen erst im Erwachsenenalter, ist die Wahrscheinlichkeit hoch, dass die notwendigen funktionalen bzw. anatomischen Netzwerke, die nun benötigt werden, infolge einer bisher unbekannten Läsion oder langjähriger epileptischer Aktivität keine ausreichende Ausreifung erfahren konnten. Zudem könnten Nebenwirkungen die notwendige Informationsverarbeitung einschränken. Gerade bei generaliserten Epilepsien wird deutlich, dass Teilleistungsstörungen immer multifaktoriell bedingt sind (Beghi et al., 2006; Mayer, 1999).

5.3 Teilleistungsstörungen bei fokalen Epilepsien

Im Gegensatz zu den generalisierten Epilepsien besteht bei symptomatischen Epilepsien eine vergleichweise hohe Korrelation zwischen Art der Teilleistungsstörung und hirnstrukturellen bzw. hirnfunktionellen Störungen. Gleichwohl darf es nicht überraschen, dass sich bei vergleichbarer hirnorganisch-struktureller Basisstörung unterschiedliche Teilleistungsstörungen entwickeln.

5.3.1 Mesiale Temporallappenepilepsie (MTLE)

Die mesiale Temporallappenepilepsie (MTLE) ist die häufigste Form einer pharmakoresistenten fokalen Epilepsie im Erwachsenenalter (Helmstaedter, 2004). Sie steht ursächlich mit einer Sklerose des Hippokampus, der häufigsten strukturellen Anomalie einer MTLE, in Verbindung. Kleinere Tumore wie z. B. ein dysembryonaler neuropepithelialer Turmor (DNT) oder Gefäßmalformationen, wie z. B. Cavernome, finden sich allerdings auch.

Syndrom der mesialen Temporallappenepilepsie

Aufgrund der essenziellen Bedeutung des mesialen Temporallappens (Hippokampus, Parahippokampus, Entorhinaler Kortex, Amygdala etc.) für deklarative Gedächtnisprozesse zeigen sich bei einer unilteralen MTLE im Erwachsenenalter recht charakteristische Beeinträchtigungen deklarativer Gedächtnisprozesse, so dass man von einem Syndrom der mesialen Temporallappenepilepsie sprechen kann (Hermann et al., 1997). Je nach Lokalisation einer Läsion oder des epileptischen Fokus zeigen sich vor allem bei Erwachsenen charakteristische materialspezifische Gedächtnisstörungen (Helmstaedter, 2000). Sie werden aber nicht nur durch läsionelle Faktoren geprägt sondern auch durch die Fokusaktivität bzw. deren Interaktion mit medikamentösen Nebenwirkungen. In diesem Zusammenhang sind drei *sehr seltene* Störungskomplexe zu erwähnen, die sich erst in fortgeschrittenem Alter (± 60. Lebensjahr) manifestieren (Butler et al., 2009; Butler & Zeman, 2008). Es handelt sich einmal um die sogenannte transiente epileptische Amnesie (TEA), eine besondere Form einer MTLE, bei der es zu seltenen (mehrfach im Jahr) kurzen, meist weniger als eine Stunde andauernden Episoden von anterograden unspezifischen Gedächtnisstörungen kommt. Sie stellen die primäre Anfallsmanifestation dar. Allerdings klagen die Betroffenen auch interiktal über Gedächtnisstörungen, die jedoch psychometrisch meist nicht nachweisbar sind. Ein weiteres Störungsbild, das der transienten epileptischen Amnesie zugerechnet wird, ist durch einen beschleunigten unspezifischen Vergessensprozess gekennzeichnet (ALF = accelerated long-term forgetting). Er ereignet sich im Verlauf von Tagen oder Wochen nach einer zunächst regelrecht verlaufenden Konsolidierung. Umfasst die Funktionsstörung vor allem persönlich-autobiograhische oder öffentliche Fakten und Ereignisse, die die ferne Vergangenheit betreffen (distant past = >1 Jahr), wird von Remote Memory Impairment (RMI) gesprochen. ALF und RMI sind nicht exklusiv an eine TLE (Temporallappenepilepsie) bzw. MTLE gebunden (Butler et al., 2009; Butler & Zeman, 2008). Störungen im Sinne von RMI können sich sogar unabhängig von epileptischer Aktivität bei anderen Gehirnerkrankungen entwickeln. Ätiologisch spricht vieles dafür, dass die transiente epileptische Amnesie (TEA) Ausdruck iktaler oder postiktaler subklinischer Anfallsaktivität ist. Zusammen mit strukturellen Anomalien ist sie sehr wahrscheinlich auch an der Ätiologie von ALF und RMI beteiligt. Es ist anzunehmen, dass sich transiente Störungen in Abhängigkeit von epileptischer Aktivität zu persistierenden umgestalten können (Butler & Zeman, 2008; Zeman et al., 1998).

Die transiente epileptische Amnesie ist wahrscheinlich Ausdruck iktaler oder postiktaler subklinischer Anfallsaktivität

5.3.1.1 MTLE auf der sprachdominanten Hemisphäre

Angesichts einer erhöhten Inzidenz atypischer Sprachrepräsentationen bei Patienten mit Epilepsie (Helmstaedter et al., 1997) erscheint es unter neuropsychologischen Gesichtspunkten nicht sinnvoll, von einer linksseitigen MTLE zu sprechen, sondern sich an der Hemisphärenlateralisation der Sprache zu orientieren. Bei einer MTLE der sprachdominanten Hemisphäre ist weniger die Akquisition verbaler Informationen als vielmehr der Konsolidierungsprozess und der Abruf aus dem Gedächtnis beeinträchtigt. Typischerweise zeigt sich dies bei der Applikation eines repetitiven Wortlistenparadigma wie z. B. dem Verbalen Lern- und Merkfähigkeitstest (Helmstaedter et al., 2001). Hier lässt sich eine Beeinträchtigung des aktiven Abrufes zuvor gelernter Wörter nach einem dreißigminütigem Zeitintervall demonstrieren aber auch ein weitgehend unbeeinträchtigtes passives Wiedererkennen.

Beeinträchtigung des Konsolidierungsprozesses und des Abrufs

Ein geringerer Prozentsatz der Patienten mit einer MTLE der sprachdominanten Hemisphäre zeigt weitere kognitive Funktionsstörungen, wie z. B. eine reduzierte phonematische und/oder semantische Wortflüssigkeit, diskrete Wortfindungsstörungen oder auch Beeinträchtigungen der verbalen Abstraktionsfähigkeit. Das allgemeine intellektuelle Leistungsvermögen dieser Patienten befindet sich meist aufgrund der verminderten Leistungen in den sprachbezogenen Aufgabenbereichen im unteren Durchschnittsbereich.

5.3.1.2 MTLE auf der nicht sprachdominanten Hemisphäre

Uneinheitliche Befundlage

Die neuropsychologische Befundlage bei einer MTLE der nicht sprachdominanten Hemisphäre bietet ein heterogenes Bild. Es reicht von gravierenden Beeinträchtigungen der figural-räumlichen Lern- und Gedächtnisleistungen bis hin zu einem völlig unauffälligem Leistungsprofil. Die Beziehung des rechten Temporallappens, insbesondere seiner mesialen Anteile zu non-verbalen Gedächtnisleistungen, ist offensichtlich keine einfache Analogie der Beziehung des linken Temporallappens zu sprachlichen Gedächtnisfunktionen (Gleissner et al., 2002; Mayer, 2007b). Defizitäre Lern- und Gedächtnisleistungen zeigen sich sowohl beim Erlernen und Erinnern abstrakter geometrischer Zeichen, wie z. B. beim Wiedererkennen bekannter Gesichter, dem Neulernen von Gesichtern (Glosser et al., 2003) oder dem Behalten und Erinnern von abstrakten Bildern, wie z. B. der Rey-Osterrieth Figur. Bei einem Teil der Patienten sind zudem bildhaft-räumliche Gedächtnisbeeinträchtigungen, visuo-konstruktive Teilleistungsstörungen sowie Defizite in der Dekodierung emotionaler Gesichtsausdrücke beschrieben (Meletti et al., 2003).

5.3.1.3 Besonderheiten im Kindesalter

Temporallappenepilepsien sind im Kindesalter deutlich seltener anzutreffen als im Erwachsenenalter und sind zudem klinisch heterogener. Vergleichsweise wenige Untersuchungen haben sich mit den neuropsychologischen Implikationen beschäftigt. Sie umfassen ein ähnliches Störungsspektrum, wie im Erwachsenenalter. Allerdings sind die Befunde weniger eindeutig (Jambaqué, 2001).

Ob z. B. Läsionen oder epileptogene Areale den Gedächtnisbildungsprozess im Kindesalter in ähnlicher Weise beeinträchtigen, d. h. ob es vergleichbare materialspezifische Gedächtnisstörungen wie bei Erwachsenen gibt, kann aufgrund der empirischen Datenlage nicht befriedigend beantwortet werden (Gleissner et al., 2002).

Kein einheitliches Profil bei MTLE im Kindesalter

Linksseitige Läsionen haben im früheren Kindesalter „weitreichendere" Auswirkungen als rechtsseitige Läsionen. Erstere können auch die Funktion der rechten Hemisphäre über eine Auslagerung genuin linkshemispärisch lokalisierter Funktionen auf die rechte Hemisphäre irritieren, was einen „Crowding-Effekt" wahrscheinlich macht. Im Übrigen ist zu betonen, dass vor allem im Kindesalter Gedächtnisfunktionen (Oxbury, 1997) durch vielerlei kovariierende und moderierende Faktoren, wie z. B. durch das Aufmerksamkeits- und Konzentrationspotenzial als auch durch die Verarbeitungsgeschwindigkeit (Mayer, 2003) beeinflusst werden.

Letztlich bleibt die Frage nach einem einheitlichen Profil bei einer MTLE, sei sie rechts oder links lateralisiert, unbeantwortet. Weitaus wahrscheinlicher als ein spezifisches neuropsychologisches Profil sind Störungsschwerpunkte. Ansonsten sind auch andere Störungsformen (Jambaqué, 2001) und Teilleistungsstörungen in unterschiedlicher Häufigkeit zu erwarten.

5.3.2 Frontallappenepilepsien

Extratemporale Epilepsien sind bis dato deutlich seltener Gegenstand wissenschaftlicher Untersuchungen gewesen. Nur die Frontallappen-Epilepsie als zweithäufigstes fokales Epilepsiesyndrom, macht hier eine Ausnahme. Während die verhaltenssteuernde Bedeutung frontaler Funktionen unbestritten ist, ist deren psychometrische Erfassung schwierig und sehr umstritten (Dugbartey et al., 1999). Es kommen daher die unterschiedlichsten Instrumente mit häufig ungesicherten psychometrischen Eigenschaften zum Einsatz, wobei die Präferenz für ein bestimmtes Messinstrument selten empirisch begründet ist, sondern meist auf „klinischer Erfahrung" beruht (Mayer, 2007b).

Psychometrische Erfassung frontaler Funktionen unbefriedigend

Unter Berücksichtigung der vielen methodischen Ungereimtheiten ist es also nicht verwunderlich, dass über Auswirkungen von frontalen Schädigungsereignissen bzw. entsprechender epileptischer Störaktivität auf neuropsychologische Funktionen mehr theoretische Vorstellungen als empirisches Wissen existiert (Hernandez et al., 2001). Bei erwachsenen Patienten mit Frontallappenepilepsien zeigen sich häufig Arbeitsgedächtnisstörungen, eine verlangsamte Informationsverarbeitungsgeschwindigkeit, Beeinträchtigungen im Bereich der selektiven Aufmerksamkeit, eine erhöhte Interferenzanfälligkeit und Beeinträchtigungen in der Handlungsplanung und Antizipation (Helmstaedter, 2000). In Abhängigkeit des Ursprungs und der elektrophysiologischen Ausbreitungswege der pathologischen Entladungen können sich auch Beeinträchtigungen in der unimanuellen Sequenzierungsfähigkeit und der bimanuellen Koordination zeigen.

Darüber hinaus werden aber auch Beeinträchtigungen der deklarativen Gedächtnisleistungen beobachtet, die sich z. B. in Schwankungen der Lernkurven bei repetitiven Wortlistenparadigmen manifestieren. Bei Läsionen im Bereich des frontalen Operculums der sprachdominanten Hemisphäre bzw. der Involvierung dieser Area in das Anfallsgeschehen können sich auch expressive aphasische Symptome zeigen (Helmstaedter et al., 1998).

5.3.2.1 Frontallappenepilepsie im Kindesalter

Die in dieser Alterstufe eingesetzten Tests sind häufig Adaptationen von primär für Erwachsene entwickelten Verfahren. Zu nennen sind hier der Wisconsin-Card-Sorting-Test, der California-Verbal-Learning-Test, der Tower of London, der Stroop-Test, der Controlled-Oral-Word-Association-Test, aber auch verschiedene Matrizentests. Diese Aufzählung ist ein Beleg für die nach wie vor unbefriedigende Konzeptualisierung und Operationalisierung frontaler Funktionen (Luchelli, 2003). Wissenschaftliche Daten entstammt oft Einzelfallstudien bzw. klinischen Fallstudien (Hernandez et al., 2001).

Diagnostisch ist zu beachten, dass aufgrund der übergeordneten Steuerfunktion des Frontalhirns, die sich in einer komplexen neuronalen Vernetzung zu anderen Hirnstrukturen widerspiegelt, eine frontale Funktionsstörung oft nur im Gesamtleistungsprofil zu identifizieren ist. *Im Übrigen gilt vor allem für das Kindesalter zu bedenken, dass Läsionen immer leichter zu lateralisieren oder zu lokalisieren sind als Funktionen.*

5.3.3 Parietale und okzipitale Epilepsien

Symptomatische oder kryptogene fokale Epilepsien des Parietal- oder Okzipitallappens sind selten. Größere systematische Studien zu den begleitenden kognitiven Beeinträchtigungen liegen bisher nicht vor. Entsprechend der funktionellen Neuroanatomie finden sich bei ausgedehnten strukturellen Läsionen Aphasien und apraktische Störungen, Neglekt und Hemianopsie. Vermutlich bedingt durch propagierende epileptische Aktivität findet man häufig auch frontal und/oder temporal anmutende Funktionsstörungen, wie z. B. Defizite in den deklarativen Gedächtnisleistungen und/oder Beeinträchtigungen in der Handlungsplanung (Luchelli, 2003).

Insbesondere bei nicht läsionellen und nur von diskreten kognitiven Beeinträchtigungen begleiteten Parietal- oder Okzipitallappenepilepsien können durch eine operative Behandlung die oben genannten kognitiven Beeinträchtigungen entweder erst entstehen oder in ihrem Ausprägungsgrad verstärkt werden. Daher ist oft eine invasive Abklärung mittels implantierter Elektrodenplatten indiziert, um mittels Elektrostimulation die Resektionsgrenzen festzulegen und um kognitive Einbußen soweit wie möglich eingrenzen zu können (Helmstaedter, 2004).

Systematische und aussagekräftige Studien zur postoperativen kognitiven Entwicklung fehlen aufgrund der Seltenheit dieser fokalen Epilepsien bzw. auch aufgrund der Heterogenität in Bezug auf die Läsionsart und den Ort der Hirnschädigung. Eine kürzlich veröffentlichte Studie über pädiatrische Patienten mit Parientallappenepilepsien zeigte eine sehr zufriedenstellende Quote postoperativer Anfallsfreiheit (82 %) bei weitestgehend unveränderten Leistungsprofilen, ausgenommen Verbesserungen in der Aufmerksamkeit (Gleissner et al., 2008).

5.4 Vorübergehende Teilleistungsstörungen

Von den überdauernden Teilleistungsstörungen müssen vorübergehende unterschieden werden, die sich im Zusammenhang mit klinischer Anfallsaktivität über Stunden bis zu Tagen manifestieren können (Helmstaedter et al., 1994). Hierzu gehören Gedächtnis-, Sprachstörungen sowie Wahrnehmungsstörungen. Vorübergehende Funktionseinschränkungen sind aber auch bei generalisierten Syndromen sowohl prä- wie postiktal nicht ungewöhnlich. Klinisch manifestieren sich diese Defizite insbesondere bei Daueraufmerksamkeitsanforderungen, wie sie im schulischen Alltag bei Kindern und Jugendlichen oder bei Erwachsenen im Arbeitsalltag erforderlich sind. Verlässliche Daten zur Häufigkeit periiktaler Teilleistungsstörungen sind nicht bekannt.

„Transient cognitive impairments" (TCI)

Auch ohne klinische Anfallsaktivität sind unter dem Begriff „transient cognitive impairments" (TCI) verschiedenste Formen vorübergehender Teilleistungsstörungen beschrieben worden. Sie werden ursächlich mit subklinischen epileptiformen EEG-Ausbrüchen in Verbindung gebracht. Deren ätiologische Bedeutung ist nicht nur für die Ausbildung von transienten Teilleistungsstörungen bis heute umstritten (Aldenkamp & Arends, 2004; Binnie & Martson, 1992). Gleichwohl ist eine bahnende Wirkung elektrophysiologischer Störaktivität für die Entwicklung überdauernder Teilleistungsstörungen durchaus vorstellbar. Denn unbestritten ist, dass Teilleistungsstörungen Vorläufersymptome haben müssen. Möglicherweise bleiben diese Symptome lange transient, währenddessen die sie tragenden Netzwerke sich zunehmend dysfunktional entwickeln und über diesen Weg manifeste Teilleistungsstörung bahnen.

Es ist also festzuhalten, dass Neuropsychologische Defizite im Sinne von Teilleistungsstörungen eine häufige Begleiterscheinung von Epilepsien sind. Die Wahrscheinlichkeit, dass sich Teilleistungsstörungen ausbilden, ist abhängig vom jeweiligen epileptischen Syndrom, wobei das Risiko bei symptomatischen fokalen Syndromen am höchsten ist. Weder bei temporalen Epilepsien noch bei den extratemporalen Epilepsien gibt es ein exklusives Profilmuster. Allerdings können Defizitschwerpunkte häufiger bei temporalen Epilepsien gefunden werden. Abgesehen von Sprachstörungen und verbalen Gedächtnisstörungen sind Teilleistungsstörungen weder hemisphärisch streng gebunden noch können sie ausschließlich einer Hirnregion zugeordnet werden.

Störungsprofile sind im Kindesalter sehr diffus

Leistungsprofile sind im Kindesalter noch deutlich diffuser (Helmstaedter & Lendt, 2001). Die These: „Much less is known about the degree to which psychologic functions are lateralized or localized in children between the age of 6 and 12 and of normal intelligence than is known about adults" (Oxbury, 1997) kann nur unterstrichen werden.

5.5 Störungen der kognitionsstützenden Funktionen

Neurokognitive und neuropsychologischen Funktionen können ohne Aufmerksamkeit und deren Komponenten wie Wachheit, selektive Aufmerksamkeit, Vigilanz und Daueraufmerksamkeit (Posner & Boies, 1971) nicht realisiert werden. Dadurch wirken diese Komponenten oder Teilfunktionen der Aufmerksamkeit, zu der auch das mentale Tempo, gehört „kognitionsstützend“.

Aufmerksamkeitsfunktionen sind nicht an spezifische Hirnstrukturen gebunden sondern werden von parallell arbeitenden kortikalen und subkortikalen Netzwerken gesteuert (Colby, 1991). Vor diesem Hintergrund ist es verständlich, dass jede Art von Hirnschädigung oder Hirnfunktionsstörung, unabhängig von ihrer Lokalisation zu Einschränkungen der kognitionsstützenden Funktionen führen kann (Poggel, 2002). Epilepsien bilden hier keine Ausnahme, im Gegenteil. Sie sind in besonderem Maße betroffen, wie die hohen Prävalenzraten belegen (Helmstäedter et al., 1991). Neuere Schätzungen gehen bei epilepsiekranken Kindern von einer vier- bis sechsfach höheren Rate an Aufmerksamkeitsstörungen aus als bei gesunden Altersgenossen (Brunner & Jokeit, 2007). Erst einmal ausgebildet, überdauern Aufmerksamkeitsstörungen im Sinne einer ADHS (Aufmerksamkeitsdefizit-Hyperaktivitätsstörung) bei ca. 50 % der Patienten bis ins Erwachsenenalter (Brunner & Jokeit, 2007).

Deutlich erhöhte Raten an Aufmerksamkeitsstörungen bei epilepsiekranken Kindern

Auch Aufmerksamkeitsstörungen werden mit subklinischer Anfallsaktivität“ in Verbindung gebracht. Dies gilt insbesondere für isoliert auftretende EEG-Paroxsysmen im Sinne von „spikes and sharp waves“ oder anderen Mustern. Wahrscheinlich handelt es sich um einen korrelativen Zusammenhang, der mit zunehmender Dichte solcher Paroxsysmen enger und alltagsrelevanter wird. Allerdings ist diese Alltagsrelevanz nur durch eine aufwändige neuropsychologisch orientierte EEG-Diagnostik annäherungsweise zu belegen (Binnie, 1991). Es bleibt letztlich offen, ob solche Muster lediglich funtionelle, vorübergehende Auswirkungen haben (vergleichbar Teilleistungsstörungen) oder Ausdruck einer basaleren kryptogenen Hirnentwicklungsstörung sind, die Aufmerksamkeitsfunktionen einschränkt.

Aufmerksamkeitsstörungen sind syndromgebunden

Aufmerksamkeitsstörungen zeigen eine ähnliche Syndrombindung wie Teilleistungsstörungen, d. h. einzelne Störungsaspekte können mit unterschiedlicher Häufigkeit bei jedem Syndrom, fokal oder generalisiert, erwartet werden (Diener & Mayer, 1996). Niveau und Ausprägung unterliegen in Abhängigkeit von funktionellen, emotionalen und medikamentösen Faktoren, erheblichen Schwankungen, wobei die Bedeutung der Letzteren ohnehin kaum überschätzt werden kann (Lezak, 1991).

Methylphenidat (MPH) hat keine anfallsbahnende Wirkung

Aufmerksamkeitsstörungen von Epilepsiekranken unterscheiden sich phänotypisch nicht von solchen bei anderen klinischen oder nicht klinischen Gruppen (Sanchez-Carpintero & Neville, 2003). Vor diesem Hintergrund verdichten sich die empirischen Hinweise, dass Methylphenidat (MPH) bei Epilepsiekranken ähnlich wirksam ist wie bei Patienten ohne Anfallsleiden (Krause & Krause, 2000). Die lange Zeit befürchtete anfallsbahnende Wirkung hat sich empirisch nicht bestätigt.

Zusammenfassend betrachtet, kann MPH in einem „ganzheitlichen“ therapeutischen Konzept auch bei Epilepsiekranken ein wichtiger Baustein sein. Es wird allerdings weiterer Forschungsbemühungen bedürfen, um die Ätiologie von Aufmerksamkeitsstörungen mit und ohne Epilepsie aufzuklären. Dies könnte dann auch der Therapieindikation eine sichere empirische Basis verleihen.

5.6 Soziale und emotionale Störungen

Jede Epilepsie stellt auch für Verhalten und Erleben des betroffenen Individuums eine Risikobedingung dar (Baker, 1997). Dabei muss unterschieden werden zwischen *anfallsnahen* transienten Störungen, die entweder präiktal, periiktal oder postiktal auftreten können und *interiktalen*, in der Regel überdauernden Störungen (Swinkels et al., 2003).

Unter präiktalen Erlebens- und Verhaltensstörungen sind solche zu subsumieren, die Stunden oder Tage dem eigentlichen epileptischen Geschehen vorausgehen. Bekannt sind etwa psychische Verstimmungen, diffuse Ängste, Gereiztheit oder internalisierende Verhaltensänderungen, die mit sozialem Rückzug einhergehen können. Psychotisches Erleben und Verhalten ist in diesem Zusammenhang ebenfalls zu erwähnen. Prinzipiell sind nahezu alle erdenklichen Formen psychischer Störungen oder Abweichungen möglich, sowohl bei generalisierten als wie fokalen Anfällen.

Auch bei Kindern und Jugendlichen können sich ähnliche präiktale Irritationen einstellen. Klinisch gut bekannt sind darüber hinaus u. a. Unruhe, Konzentrationsstörungen oder aggressive Tendenzen.

Die periiktalen Störungen, wozu die Bewusstlosigkeit während des Grand-Mal-Anfalls oder der Absence gehört, reichen von einfachen Bewusstseins- und Wahrnehmungsstörungen bis hin zu komplexen Erlebens- und Verhaltensstörungen. Das Spektrum ist nahezu unbegrenzt. So können etwa diffuse Ängste, deren primäre Quelle häufig ein epileptischer Fokus im Temporallappen darstellt, die psychische Verfassung über den Verlauf eines epileptischen Anfalls prägen. Der gleiche Fokus könnte andererseits ungesteuert-aggressives Verhalten oder psychotisches Verhalten und Erleben bahnen. Ebenso sind bei temporalen Foki iktale angenehme Gefühle beschrieben (Stefan et al., 2004). Ganz besonders gravierende Verhaltensstörungen aus dem autistisch-mutistischen Formenkreis werden periiktal über Tage oder Wochen bei Kindern mit einem LKS beobachtet. Bei diesem Syndrom verlieren die Störungen oft erst bei Rückbildung der entsprechenden EEG-Veränderungen an Intensität. Selbst wenn sich der pathologische EEG-Befund zurückbildet, können sie aber in milderer Form überdauern.

Periiktale psychische Irritationen, die mehr oder weniger bewusst erlebt werden und meist nur bei komplex-fokalem Anfallsgeschehen mit temporalem Ursprung zu erwarten sind, bleiben in der Regel nicht ohne, zum Teil gravierende Auswirkungen auf das interiktale Erleben und Verhalten. So kann die Angst vor dem Anfall geradezu persönlichkeitsprägend werden.

Wird das Anfallsgeschehen nicht bewusst miterlebt, wie bei einem Grand-Mal, kann die Berichterstattung Dritter über dieses Ereignis den Patienten nachhaltig ängstigen oder verunsichern. In diesem Falle ist dann bereits von interiktalen psychosozialen Folgewirkungen auszugehen. An diesen Beispielen wird deutlich, wie schwierig die iktalen Auswirkungen des Anfallsgeschehens von den überdauernden interiktalen zu trennen sind. Dies gilt umso mehr bei Therapieresistenz mit nur kurzen Intervallen zwischen den einzelnen Anfällen.

Iktale Auswirkungen des Anfallsgeschehens sind schwierig von überdauernden interiktalen zu trennen

Gleichwohl werden Form, Ausmaß wie auch Intensität prä- und periiktaler Störungen weitgehend durch das elektrophysiologische Wirkpotenzial des jeweiligen epileptischen Fokus bestimmt. Es ist zu vermuten, dass ein *epileptischer Fokus* die funktionelle Balance der betroffenen Hirnregion verändert, indem es infolge wiederkehrender epileptischer Aktivität zu einer pathologischen Steigerung der lokalen Erregbarkeit kommt (Smith & Darlington, 1998). Wie das jeweilige Störungsmuster oder -profil durch die Lokalisation des epileptischen Fokus bestimmt oder wenigstens beeinflusst wird, kann nicht hinreichend sicher entschieden werden. Da Erlebens- und Verhaltensstörungen am häufigsten bei multifokalem EEG-Befund gefunden werden, ist von einem sehr komplexen Ursachengeflecht auszugehen (Diener & Mayer, 1996). Dabei darf die bahnende Wirkung der jeweiligen antiepileptischen Therapie nicht unterschätzt werden. Gleiches gilt für emotionale Ressourcen und Bewältigungsstrategien, die auf periiktale Ängste, depressive Verstimmungen oder sonstige psychische Alterationen (Angst vor dem Anfall, Hilflosigkeitsgefühle etc.) Einfluss nehmen können. Warum es letztlich zu einem bestimmten prä- oder periiktalen klinischen Verhaltensbild bzw. Erlebensmuster kommt, ist wissenschaftlich bis dato ungeklärt. Über Prävalenzen solcher prä- und periiktalen Störungsformen ist noch wenig bekannt. Überdauern nach Beendigung eines Anfalls Erlebens- und Verhaltensstörungen oder treten sie neu auf, so können sie nur dann als postiktal qualifiziert werden, wenn ihnen gleichzeitig auch das Merkmal „vorübergehend" zuerkannt werden kann.

Während die prä-, peri- und postiktalen Störungen in der psychiatrischen Literatur seit langem diskutiert werden (Hunger, 1992), haben die *interiktalen* erst in jüngerer Vergangenheit unter dem Begriff der sogenannten Komorbiditäten intensiveres wissenschaftliches Interesse gefunden, wiewohl sie die klinische Betreuung seit langem prägen. In der jüngst vorgeschlagenen Klassifikation neuropsychiatrischer Störungen sind diese Komorbiditäten allerdings weiterhin unterrepräsentiert bzw. wird ihre soziale Dimension nicht erkannt.

Komorbiditäten

Während ätiologisch psychosoziale Faktoren bei prä-, peri- und postiktale Verhaltens- und Erlebensstörungen eine vergleichsweise untergeordnete

Rolle spielen, kommt ihnen für das Verhalten und Erleben in der *interiktalen Phase*, d. h. nachdem sich transiente Störungen zurückgebildet haben, eine herausragende Bedeutung zu (Hermann & Whitman 1986; Schmitz, 2002).

Gleichwohl wurde lange Zeit Epilepsiekranken eine auf vermeintlich konstitutioneller Basis beruhende spezifische Psychopathologie mit Persönlichkeitsmerkmalen wie Umständlichkeit, Egozentrizität und Religiosität, Erregbarkeit und expansiv-exstatische Stimmungslabilität zugeschrieben (Mayer, 1998). Diese Merkmalsgruppe soll Ausdruck einer „dauernd krankhaften Verarbeitung der Lebensreize" sein (Kraeplin, 1893). In dieser Tradition steht auch die These des „psychopathischen Erlebens" von „Epileptikern", welches sich bereits vor Ausbruch der Erkrankung in „typischen" Persönlichkeitsmerkmalen" äußern soll (Bleuler, 1918).

Noch in jüngerer Zeit wird im psychiatrischen Schrifttum von einem sogenannten pseudopsychopathischen Affektsyndrom gesprochen, das bei jedem Epilepsiekranken Verhalten und Erleben prägen soll (Peters, 1993). Im Übrigen ist fast keine negative Eigenschaft Epilepsiekranken vorenthalten worden, wie die folgende Zusammenstellung von Merkmalen und Eigenschaften zeigt (Ganner, 1968): Umständlichkeit, Pedanterie, Selbstgerechtigkeit, Kleinlichkeit, Eigensinn, süßliche Feierlichkeit, Trotz, Raffsucht, Aggressivität, Widersetzlichkeit sowie Streitsucht.

In der angloamerikanischen Psychiatrie werden vor allem Patienten mit Temporallappenepilepsien typische Merkmale zugeschrieben (Geschwind, 1979). Danach ist ihr Verhalten und Erleben durch religiöse und philosophische Zwänge, Hypergraphie sowie Hyposexualität geprägt (Blumer, 1975). In der Zwischenzeit wird eine sehr ähnliche Merkmalskombination als „Geschwind-Syndrom" diskutiert (Benson 1991). Nach Ansicht des „Namensgebers" kann hier von einem der ganz wenigen Verhaltenssyndrome mit einer spezifischen Pathogenese ausgegangen werden, deren strukturell-funktionelle Basis die enge topische Verbindung zwischen Temporallregion und limbischem System ist.

Keine validen empirischen Belege für eine typisch epileptische Psychopathologie

Bei anhaltender Diskussion um die „epileptische Wesensänderung" (Blumer, 1995), muss nachdrücklich unterstrichen werden, dass es bis zum heutigen Tag keinen empirischen Beleg für eine typisch epileptische Psychopathologie gibt, und zwar weder bei generalisierten noch bei fokalen Syndromen (Hermann & Whitman, 1986).

Selbst bei der Untergruppe der Temporallappenepilepsien sind entsprechende Nachweisversuche gescheitert (Stevens, 1996). Es ist weiterhin unklar, welche Auffälligkeiten bei welchen Patienten aufgrund welcher Ursachen auftreten: „as we find answers to some questions, several others emerge and controversies abound as a consequence" (Krishnamoorthy, 2001).

An der Diskussion um das Konzept „epileptische Persönlichkeit" wird deutlich, dass ein Krankheitsverständnis, das sich implizit genetisch-dispositionell definiert und damit soziale, d. h. gesellschaftliche Risikofaktoren ausblendet, den komplexen Beziehungen zwischen Epilepsie und Persönlichkeit nicht gerecht wird (Mayer, 1996). Leider liegt auch der Klassifikation neuropsychiatrischer Störungen (Krishnamoorthy et al., 2003) dieses Krankheitsverständnis zugrunde. Es fördert die Diskriminierung und Stigmatisierung, da es den Epilepsiekranken für sein Leiden und die damit oft einhergehenden „konstitutionellen" Folgen letztlich selbst verantwortlich macht. Ob der Versuch, die Vielfalt psychischer Komorbiditäten bei Epilepsie klassifikatorisch zu erfassen, dem komplexen Bedingungsgefüge gerecht wird, ist fraglich. Bestenfalls stellt sie eine stark an endogen-psychiatrischen Konzepten orientierte Diskussionsgrundlage dar. Aufgrund der internationalen Rezeption soll auf eine Darstellung nicht verzichtet werden (s. Kasten).

Klassifikation neuropsychiatrischer Störungen wird dem komplexen ätiologischen Bedingungsgefüge nicht gerecht

Klassifikation neuropsychiatrischer Störungen bei Epilepsien (Krishnamoorthy et al., 2003)

1. *Psychopathologie als Symptomatik epileptischer Anfälle*
   - 1.1 Auren (Angst, Panik, Halluzinationen oder flüchtige Wahnideen, sog. „beliefs")
   - 1.2 Abnormes, insbesondere bizarres Verhalten als Ausdruck fokaler, frontal und/oder temporal generierter Anfälle, die keineswegs generalisieren müssen
   - 1.3 Subklinische Aktivität, oft vom Ausmaß eines fokalen Status: kann sich in katatonen Bildern oder anderen neuropsychiatrischen Störungen wie Apathie oder auch in apathischem oder aggressivem Verhalten zeigen
     - Komplex-fokaler Status: gekennzeichnet durch eingeschränktes Bewusstsein (awareness)
     - Einfach fokaler Status (Aura continua): durch ungestörtes Bewusstsein gekennzeichnet
     - Absencen-Status (spike-wave-stupor): stuporöser Zustand, gelegentlich einhergehend mit leichten myoklonischen Phänomenen

2. *Epilepsietypische interiktale psychiatrische Störungen*
   - 2.1 Kognitive Störungen (Gedächtnis, Sprache, Wahrnehmung) sowie der sensomotorischen Funktionen und der Wahrnehmungsfunktionen
   - 2.2 Landau-Kleffner-Syndrom
   - 2.3 Psychosen bei Epilepsien
     - 2.3.1 Interiktale Epilepsiepsychose
       - Im Vordergrund steht die Wahnbildung, wobei eine ausgeprägt affektive Komponente hinzukommt.
       - Halluzinationen kommen sowohl in Form imperativer als auch dialogischer Stimmen vor.

– Vorherrschend sind religiöse Themen. Die Persönlichkeitsstruktur und der Affekt bleiben weitgehend erhalten.
– Schizophrenien, die Epilepsiepsychosen gleichen

2.3.2 Alternativpsychosen
– Es wechseln Phasen ungestörter psychischer Verfassung und reger Anfallsaktivität mit Phasen ab, in denen die Patienten anfallsfrei, jedoch psychiatrisch krank sind (forcierte oder paradoxe Normalisierung, s. o.).
– Psychiatrische Symptomatik: paranoide und affektive Störungen, sowie depressive Angst-, Depersonalisations-, Derealisations- und sogar hysterische Symptombildungen kommen vor. Die Diagnosestellung erfolgt klinisch und *nicht* anhand des EEG (ausgenommen sind interiktale oder postiktale Psychosen, sowie nichtkonvulsiver Status mit psychiatrischer Symptomatik).

2.3.3 Postiktale Psychosen
– Auftreten charakteristischerweise nach Anfallsserien, selten nach einzelnen Anfällen, mit symptomfreiem Intervall (24–48 h)
– Anhalten von wenigen Tagen bis zu einem Monat, jedoch meist Rückbildung binnen 1–2 Wochen
– Verworrenheit und mnestische Störungen kommen vor
– In der Regel liegt eine inhaltliche Denkstörung mit Wahnideen sowie visuellen und/oder auditorischen Halluzinationen vor.
– Eingeschlossen sind Fälle mit nachgewiesenem Kluster von vorausgegangenen Anfällen oder Einzelanfällen nach längerer Anfallsfreiheit. Das freie Intervall bis zum Auftreten der psychiatrischen Symptomatik sollte nicht mehr als 7 Tage umfassen (ausgeschlossen sind postiktale Verwirrtheitszustände oder ein nichtkonvulsiver Status mit psychiatrischer Symptomatik).

2.4 Affektiv-somatoforme (dysphorische) Störungen bei Epilepsien
– Passagere Störungen mit vielgestaltiger Symptomatik, bei denen folgende acht Merkmale vorkommen:
Reizbarkeit, Depressivität, Antriebsarmut, Schlafstörungen, atypische Schmerzen, Angst, Phobien und flüchtige Stimmungshochs
– Auftreten in wechselnd langen Intervallen von Stunden bis maximal 2–3 Tagen
– Ähnliche affektiv-somatoforme Störungen können in prodromalen oder postiktalen Perioden vorkommen und sollten bei entsprechender klinischer Schwere auch diagnostiziert werden.

2.4.1 Interiktale Verstimmungen (Interiktale Dysphorien)
- Mindestens drei der acht in 2.4 genannten dysphorischen Symptome liegen zeitweise und in einem besorgniserregenden Ausmaß vor.
- Bei Frauen pflegt die Störung in prämenstruellen Zyklusphasen aufzutreten.

2.4.2 Prodromale Verstimmung
- Reizbarkeit oder andere dysphorische Symptome gehen Stunden bis Tage einem Anfall voraus und stellen eine erhebliche Beeinträchtigung des Patienten dar.

2.4.3 Postiktale Verstimmung (Postiktale Dysphorien)
- Diagnosestellung, wenn sich im Anschluss an einen Anfall in ungewöhnlicher bzw. außerordentlicher Dauer Zeichen der Antriebslosigkeit, Kopfschmerzen ebenso wie Niedergeschlagenheit, Reizbarkeit oder Ängste zeigen.

2.4.4 Sonstige epilepsietypische Verstimmungen
- Spezielle phobische Ängste (z. B. eine speziell auf die Anfälle gerichtete Agoraphobie); soziale Phobien nach gehäuften Anfällen.
- Kurzdauernde affektive Störungen einschließlich derer, die die DSM-IV-Kriterien einer wiederkehrenden kurzdauernden depressiven Episode erfüllen.
- Nicht hier zu verschlüsseln sind Störungen, die die ICD-10- bzw. DSM-IV-Kriterien einer Major-Depression, einer Dysthymie und einer Zyklothymie erfüllen.

2.5 Auffälligkeiten oder Störungen der Persönlichkeit

2.5.1 Hypermoralische oder hyperreligiöse Persönlichkeitsstörungen

2.5.2 Visköse Persönlichkeitsstörungen

2.5.3 Emotional labile Persönlichkeitsstörungen

2.5.4 Gemischte Gruppe (bei zwei oder mehr der o. g. Akzentuierungen)

2.5.5 Sonstige Persönlichkeitsstörungen
(Ausgeschlossen sind Patienten, die die Kriterien der im DSM-IV oder in der ICD-10 definierten Persönlichkeitsstörungen erfüllen.)

Fazit

Die Zurückweisung der These eines typisch epileptischen Verhaltens- und Persönlichkeitssyndroms bedeutet nicht, das hohe Risiko für die Entwicklung von Verhaltens- und Erlebensstörungen, dem Epilepsiekranke unterliegen, zu leugnen. Im Gegenteil ist es völlig unbestritten (Dodrill & Batzel, 1986), dass eine Epilepsie, insbesondere fokale und therapieresistente Epilepsien, mit einem erhöhten Risiko für psychische Auffälligkeiten einhergeht (Gaitatzis et al., 2004; Swinkels et al., 2003).

5.6.1 Depressionen

Depressionen gehören zu den häufigsten psychischen und psychosozialen Begleiterkankungen. Die berichteten Prävalenzen schwanken erheblich und gehen zum Teil über 50 % hinaus (Devinsky, 2003). Bei Therapieresistenz werden die höchsten Raten gefunden. Die zum Teil extrem unterschiedlichen Prävalenzangaben sind nicht überraschend, bedenkt man die methodischen Differenzen der jeweiligen Studien. Zu nennen sind u. a. die Stichprobenzusammensetzung, der Erkrankungsbeginn, das Alter der Patienten bei Erkrankungsbeginn, die Dauer der Erkrankung, die Therapierbarkeit und Rezidivneigung. Auch hinsichtlich der eingesetzten Messinstrumente hat sich kein allgemein akzeptierter Standard herausgebildet (Schwartz & Marsh, 2000). Im Vergleich zu Patienten mit Erkrankungen ohne ZNS-Beteiligung sind die Raten im Allgemeinen höher (Dodrill & Batzel, 1986; Mendez, 1996). Im Vergleich zu Patienten mit anderen neurologischen Erkrankungen ist von ähnlichen Raten auszugehen (Blumer & Altshuler, 1997).

Depressive Muster nicht nur bei Temporallappenepilepsien

Welche Bedeutung der Temporallappenepilepsie und damit den temporalen Herden für die Entwicklung depressiver Störungen zukommt, ist ebenfalls umstritten (Devinsky, 2003; Schmitz et al., 1999). Denn nicht nur bei Temporallappenepilepsien, sondern auch bei anderen fokalen oder sogar nicht fokalen Syndromen, sind vergleichbare Störungsmuster nachgewiesen (Blumer & Altshuler, 1997; Dodrill & Batzel, 1986). Einem besonders hohen Risiko unterliegen Patienten, die neben temporalen Foki weitere funktionelle oder strukturelle hirnorganische Auffälligkeiten zeigen (Seidenberg et al., 1996). Dieser Befund ist erwartungsgerecht, denn Hirnschädigungen können unabhängig von ihrer Lokalisation und unabhängig von einer Epilepsie schwerwiegende Verhaltens- und Erlebensstörungen bahnen und Defizite im Prozess der Persönlichkeitsentwicklung hinterlassen (Prosiegel, 1988). In diesen Zusammenhang lassen sich Untersuchungen einordnen, die bei Patienten mit mesialer temporaler Sklerose unabhängig von der Seite der Läsion höhere Depressionswerte in den entsprechenden Tests gefunden haben als bei Patienten mit neokortikalen temporalen Epilepsien (Quiske et al., 2000).

Gerade bei fokalen Epilepsien muss deutlich hervorgehoben werden, dass die Häufigkeiten an allgemeinen Erlebens- und Verhaltensstörungen mit der Therapieresistenz korrelieren. Denn mit der Therapieresistenz ist meist eine längere und in der Regel intensivere medikamentöse Polytherapie verbunden, die das Risiko für neuropsychologische bzw. psychische Nebenwirkungen erhöht (s. o.)

Korrelation mit Therapieresistenz

Die berichteten Prävalenzraten für depressive Verhaltensmuster sind eine Erklärung für die hohen Suizidraten, die bei Epilepsiekranken weltweit berichtet werden. Sie liegen vier- bis sechsfach höher als in der Allgemeinbevölkerung (Christensen et al., 2007; Wolfersdorfer & Fröscher, 1987). Suizide sind eine häufige Todesursache bei Epilepsiepatienten und Ausdruck von Ohnmachts- und Hilflosigkeitserfahrungen, letztlich der „epileptischen Verzweiflung" (Lennox & Lennox, 1960).

5.6.2 Ängste

Prävalenzraten bis zu 30 % (Vazquez & Devinsky, 2003) belegen die sozialpsychologische Bedeutung von Ängsten bei Epilepsiepatienten. Interiktale Angst ist in der Regel eine mehr oder weniger unspezifische Reaktion auf die mit der Erkrankung verbundenen sozial-emotionalen Belastungen (Mittan, 1986). An vorderster Stelle steht die Angst vor Ohnmacht und Hilflosigkeit sowie vor sozialer Ausgrenzung. Die Epilepsie als unkontrollierbares, unvorhersehbares und traumatisches Ereignis, sozusagen als Damoklesschwert, zu erleben, fördert wiederum Angst, Resignation und Hilflosigkeit, einen Teufelskreis also, aus dem sich viele Patienten nicht ohne professionelle Hilfe befreien können.

Epilepsie als traumatisches Ereignis

Zur ätiologischen Klärung von Angststörungen wird geradezu selbstverständlich auf den Temporallappen mit seiner engen strukturelle Verbindung zum limbischen System und damit zur Amygdala verwiesen, deren Bedeutung für die Emotionssteuerung unbestritten ist. Ob vor allem „Kindling-Prozesse" (Beyenburg & Schmidt, 2005; Goldstein & Harden, 2000) über eine gesteigerte Erregbarkeit der entsprechende Neuronennetzwerke, Angststörungen bahnen oder gar auslösen können, bleibt vor allem bei interiktalen Angsstörungen offen. Unabhängig davon besteht kein Zweifel, dass iktale Angstgefühle ein typisches Phänomen temporomesialer bzw. amygdalärer Anfälle sind (Matthes & Schneble, 1992).

5.6.3 Aggressivität

Keine Belege für erhöhtes Aggressionspotenzial

Bis heute fehlen valide Belege für ein erhöhtes Aggressionspotenzial bei Epilepsiekranken, so dass stark schwankende Prävalenzangaben zwischen 4,8 bis 50 % (van Elst, 2002) nicht überraschen. Selbst eine Temporallappenepilepsie ist per se kein Risikofaktor (Tsopelas et al., 2001). Auch aggressive Handlungen als Teil des Anfallsgeschehens sind äußerst selten zu diagnostizieren (Mombour, 1992). Gelegentlich sind dies Reaktionen auf gut gemeinte Hilfeversuche Angehöriger oder anderer Helfer, die den postiktal umdämmerten Patienten festhalten und beschützen wollen. Auf diese „Eingrenzung" reagieren manche Patienten in ihrer eingeschränkten Bewusstseinslage mit „Befreiungsversuchen", aus denen dann ein heftiger Ringkampf resultieren kann. Aggressive Tendenzen sind auch bei Epilepsiepatienten mit Intelligenzminderung selten zu beobachten. Meist handelt es sich um psychosoziale Anpassungsstörung aufgrund kommunikativer Defizite, wie sie auch von Menschen mit geistigen Behinderungen ohne Epilepsie berichtet werden (Mombour, 1992).

5.6.4 Psychosen

Widersprüchliche Prävalenzangaben

Psychosen haben bereits in der Frühphase der psychiatrischen Epileptologie intensives wissenschaftliches und klinisches Interesse gefunden (Hoffman, 1859). Dies hat aber nicht verhindert, dass bis in die jüngere Zeit widersprüchliche Prävalenzangaben berichtet werden, die von 0,5 bis 50 % (Manchanda et al., 1996; Matsuura et al., 2003) für interiktale und von 1,1 bis 25 % für periiktale Psychosen (Tsopelas et al., 2001) reichen. Sie zeugen auch von den Schwierigkeiten, eine valide Trennung nach periiktalen, postiktalen und interiktalen Störungen vorzunehmen (s. Abb. 8; Trimble & Schmitz, 1997; Nadkarni et al., 2007). Ungeachtet dieser methodischen Schwierigkeiten gehören Psychosen zu den selteneren Verhaltens- und Erlebensstörungen bei Epilepsie (Betts, 1998; Köhler, 1992).

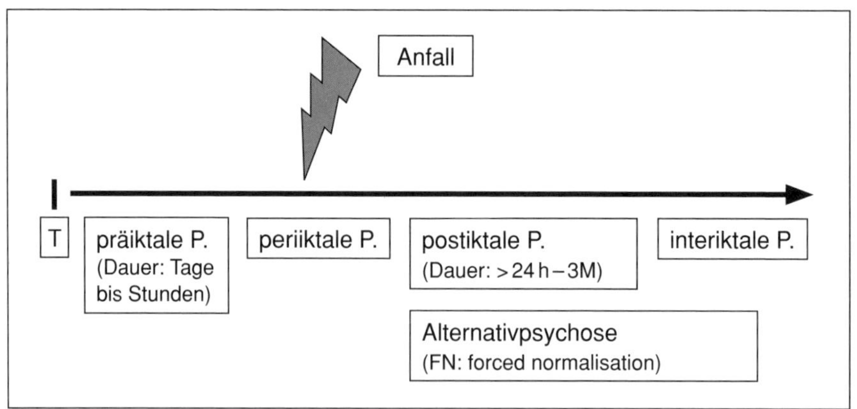

Abbildung 8:
Klassifikation der Psychosen bei Epilepsie (T: Zeitfenster, in welchem psychotisches Verhalten beobachtet werden kann. FN: rasche vorübergehende Normalisierung des EEG bei gleichzeitiger Verhaltensdestabilisierung bis zu psychotischem Verhalten; in Anlehnung an Logsdail & Toone, 1988; Trimble, 1991)

Ob Patienten mit einer Temporallappenepilepsie (TLE) ein besonderes Risiko tragen (Trimble & Schmitz, 1997; Tsopelas et al., 2001) ist umstritten (Diener & Mayer, 1996; Wolf, 1980). Darüber hinaus gibt es auch keine typischen EEG-Merkmale. EEG-Veränderungen bei epileptischen Psychosen reichen von paroxsysmalen Dysrhythmien bis zu Normbefunden. In diesem Zusammenhang muss darauf verwiesen werden, dass eine sogenannte „forcierte Normalisierung" des pathologischen EEG-Befundes vor bzw. während psychotischen Verhaltens und Erlebens eher selten zu beobachten ist (Kröber, 1989). Eine exklusive ätiologische Bedeutung hat dieser paradoxe EEG-Befund nicht. Risikoverstärkend ist eine lange Erkrankungsdauer bei Therapieresistenz (Matthes & Schneble, 1992).

Sucht man nach einem gemeinsamen Nenner der gerade diskutierten Risikofaktoren, so müsste dieser nicht TLE, sondern „Schwere der Epilepsie" heißen (Diener & Mayer, 1996; Trimble & Schmitz, 1997). Wiewohl dieses Merkmal ätiologisch vor allem auf hirnorganische bzw. hirnfunktionelle Faktoren verweist, kann die klinische Symptomatik einer interiktalen psychotischen Störung, ohne dass psychosoziale oder Einflüsse berücksichtigt werden, nicht verstanden und beurteilt werden. Zudem darf ätiologisch die bahnende Wirkung verschiedener Antiepileptika bzw. deren Nebenwirkungen (Ethosuximid, Vigabatrin, Topiramat) nicht unterschätzt werden.

Psychotische Entwicklungen werden unabhängig vom Operationserfolg nach epilepsiechirurgischen Eingriffen beobachtet (Elger & Hefner, 1992; Wilson et al., 2007), sowie vereinzelt nach erfolgreicher antiepileptischer Therapie und Anfallsfreiheit (Tellenbach, 1965). Eine definitive ätiologische Klärung steht aus. Gleichwohl kann nur ein komplexes Netzwerk psychischer und hirnorganischer Faktoren, in das subkortikale Regionen eingebunden sind (Wolf, 1990), psychotische Störungen bahnen.

Epilepsie als kritisches Lebensereignis

Häufiger als Psychosen sind dagegen neurotischen Störungen, die verständlich werden, wenn „plötzliche" Anfallsfreiheit (analog zum Ausbruch einer Epilepsie) als kritisches Lebensereignis verstanden wird, das besondere Bewältigungsstrategien erfordert. Soziale Kompetenzen, die unter der Bedingung einer aktiven Epilepsie erworben wurden, sind für die „neue" Lebensbedingung Anfallsfreiheit oft nicht ausreichend oder nicht mehr funktional. Die „neue" Freiheit wird vor diesem Hintergrund von manchem Patienten eher als Bedrohung denn als Chance begriffen (Wilson et al., 2007). Die Folge sind Isolierung und sozialer Rückzug, was die Chancen für den Erwerb neuer sozialer Kompetenzen behindert oder zum Teil verhindert. Obwohl ein solches Szenario eher selten zu beobachten ist, sollte es dennoch bereits bei der Planung eines operativen Eingriffs mitbedacht werden, gerade von Neuropsychologen. Nicht zuletzt kann es auch nach langjähriger Anfallsfreiheit infolge einer medikamentösen Therapie beobachtet werden (Diener & Mayer, 1996).

Fazit

Erlebens- und Verhaltensstörungen Epilepsiekranker sind also immer Ausdruck eines Ursachengeflechts, indem psychosoziale Risiken eine entscheidende Rolle spielen. Die herausragende Bedeutung dieser Risiken wird deutlich, wenn der Beginn einer Epilepsie als ein *kritisches Lebensereignis* verstanden wird, das eine Fülle von psychosozialen Belastungen mit sich bringt. Um diese bewältigen zu können, bedarf es besonderer Fertigkeiten und Kompetenzen. Sind diese nicht verfügbar oder ist die Wahrscheinlichkeit gering, dass sie gelernt werden können, steigt das Risiko für Fehlanpassungen. Ausdruck solcher Fehlanpassungen sind die angesprochenen Verhaltens- und Erlebensstörungen.

5.6.5 *Kindes- und Jugendalter*

Bei dem Bemühen die krankheitsbedingten sozialen und emotionalen Belastungen zu bewältigen, erleben auch Kinder und Jugendliche häufig Enttäuschungen. Misserfolg bei schulischen und beruflichen Anforderungen, Ausgrenzung bei dem Bemühen, sich sozial zu integrieren, sind alltägliche Erfahrungen, die auch die Befindlichkeit von Bezugspersonen tangieren (Rodenburg et al., 2005). Dies ist umso mehr der Fall, wenn der Therapieerfolg ausbleibt oder nur mit Nebenwirkungen erkauft werden kann. Nicht nur Kinder und Jugendliche reagieren auf diese Belastungen, sofern sie deren psychophysische Ressourcen übersteigen, mit sozialem Rückzug. Dies wiederum führt dazu, dass eine zentrale Entwicklungsaufgabe, nämlich sich zu lösen bzw. sich neu zu binden, nicht entwicklungsfördernd bewältigt werden kann.

Balance zwischen „Bindung“ und „Lösung“ ist gefährdet

Geht die Balance zugunsten der Bindungskräfte verloren, ist Überbehütung durch Eltern und Bezugspersonen die Folge. Überbehütung fördert Unselbstständigkeit und festigt Abhängigkeitsstrukturen innerhalb und außerhalb vertrauter sozialer Räume (Blankenhorn, 1992). Es entsteht eine soziale Mauer, die emotional schützt, andererseits aber Kontakt und Austausch verhindert. Diese Erfahrungen werden bereits früh zu Wegbegleitern von epilepsiekranken Kindern und Jugendlichen. Die Wahrscheinlichkeit, dass diese Erfahrungen verhaltensbestimmend werden, steigt mit der Dauer der Erkrankung an. Es bedarf kontinuierlicher Kompensationserfahrungen, um dieses Risiko in

Alternativerfahrungen sind notwendig

Grenzen zu halten. Aber selbst bei Anfallsfreiheit, sozusagen nach Ausheilen der Epilepsie, können Alternativerfahrungen häufig nicht mehr entwicklungsfördernd integriert werden (Diener & Mayer, 1996). Epilepsiepatienten haben daher auch bei Anfallsfreiheit erhebliche Schwierigkeiten, befriedigende und belastungsfähige soziale Beziehungen außerhalb vertrauter sozialer Bezüge aufzubauen. Unter einer Epilepsie gelitten zu haben, scheint eine konstante Quelle von Angst, Unsicherheit und Insuffizienz zu sein.

Es sind also vor allem spezifische Sozialisationserfahrungen und nicht genetische „Wesensmerkmale“, welche die Persönlichkeit der Patienten und deren Weiterentwicklung prägen. Dies trifft insbesondere bei einer langen Krankheitsdauer und einem chronischen Verlauf zu (Mayer, 1998; Swinkels et al., 2003).

Spezifische Sozialisationserfahrungen

Auf der Basis dieser Sozialisationserfahrungen wächst das Risiko für psychopathologische Symptome und Anpassungsstörungen (Jones et al., 2008; Mayer, 1998). Dominierend sind, wie im Erwachsenenalter, Ängste und Depressionen (Ekinci et al., 2008). In Anbetracht der Tatsache, dass zwei Drittel aller Epilepsien vor dem 20. Lebensjahr beginnen, haben psychiatrische Störungen im Erwachsenenalter in der Regel eine lange psychotraumatische Vorgeschichte, in der sich, wie in einem Teufelskreis, soziale Ausgrenzung und sozialer Rückzug sowie Minderwertigkeits- und Ohnmachtserfahrungen gegenseitig verstärken können (Mayer, 1998).

Die gerade beschriebenen psychischen Konstellationen sind, ähnlich wie im Erwachsenenalter syndromabhängig. Wiederum tragen Patienten, die an einer symptomatisch-fokalen Epilepsie leiden, ein höheres Risiko als Patienten, die an einer idiopathisch-fokalen Epilepsie leiden (Camfield & Camfield, 2007).

Kinder und Jugendliche müssen, nachdem sich eine Epilepsie erstmals manifestiert hat, als „Risikopatienten“ betrachtet werden. Dieser Status verändert sich nicht, auch wenn langjährige Anfallsfreiheit erreicht werden kann. Geht man von einem Lebenspannenkonzept der Entwicklung aus, bleibt dieser Status über die gesamte Entwicklung erhalten. Im Verlauf der Entwicklung kann sich das Risikopotenzial je nach Therapierfolg und der Wirkung psychosozialer Ressourcen abschwächen oder verstärken.

Fazit

1. Da sich bei einem Großteil der Patienten die Epilepsie bereits in der Kindheit bzw. Jugend manifestiert hat, erfahren sie wesentliche Phasen in ihrer Persönlichkeitsentwicklung unter Bedingungen einer chronischen Erkrankung.
2. Aufgrund dieser Bedingungen kommt es zu spezifischen Sozialisationserfahrungen, welche die Persönlichkeitsentwicklung prägen.
3. Der Einfluss der zum Teil jahrelangen medikamentösen Therapie kann persönlichkeitverändernd wirken.
4. Die Entwicklung von Verhaltens- und Persönlichkeitsstörungen ist immer das Resultat einer komplexen Interaktion psycho-sozialer und biologischer Einflussgrößen.
5. Der Einfluss genetisch-konstitutioneller Faktoren wird überschätzt.
6. Es gibt keine „typisch-epileptischen“ Persönlichkeitsmerkmale.

5.6.5.1 Psychosoziale Probleme in der Familie und im kindlichen Umfeld

Die Übernahme des Krankheitsmanagements begrenzt soziale Kontakte

Werden Eltern mit der Diagnose Epilepsie bei einem ihrer Kinder konfrontiert, bedeutet dies für die Betroffenen meist einen schwerwiegenden Einschnitt, der das Familiengefüge verändert (Ziegler et al., 2000). Die Diagnosestellung bringt nicht nur massive Umgestaltungen des Alltagslebens für Eltern und Kind mit sich, sondern zieht meist auch eine Vielzahl psychosozialer Belastungen nach sich. Umgestaltung des Alltags bedeutet für die Eltern zunächst Übernahme des Krankheitsmanagements. Es gilt, Arztbesuche zu koordinieren, die antiepileptische Therapie zu überwachen und vor allem bei therapieschwierigen Epilepsien, Krankenhausaufenthalte zu organisieren. Indirekt berühren die zusätzlichen Belastungen auch die psychische Stabilität des erkrankten Kindes und der Geschwister, sofern vorhanden. Die Übernahme des Krankheitsmanagements begrenzt mittel- und vor allem langfristig soziale Kontakte. Dies kann im Einzelfall eine Einschränkung der bestehenden oder geplanten Berufstätigkeit vor allem der Mütter bedeuten, was wiederum negative Auswirkungen auf die materiellen Ressourcen der betroffenen Familie hätte (Rodenburg et al., 2007). Die Integration eines epilepsiekranken Kindes in Kindergarten oder Schule ist für viele Eltern ein psychisch sehr aufreibender Prozess. Im Gefolge der zusätzlichen Alltagsbelastungen kommt es neben den geschilderten Veränderungen der „äußeren Realität" vielfach auch zu solchen der „inneren Realität". Ständige Angst vor Anfällen, die Sorge und Unsicherheit über den Krankheitsverlauf sind chronische psychische Stressoren. Hinzu kommen ähnliche Ohnmachts- und Minderwertigkeitsgefühle wie bei den Betroffenen selbst. All dies fördert die Neigung, das epilepsiekranke Kind über die Maßen zu schützen, es geradezu emotional gegen die Außenwelt abzuschirmen, es mit einer „emotionalen Mauer" zu umgeben (Peters, 1978). Die fachübergreifende psychosoziale Betreuung sollte sowohl das epilepsiekranke Kind als auch seine Eltern soweit unterstützen, dass beide am sozialen Leben angstfrei teilnehmen können. Diesem Ziel widmen sich verschiedene psychoedukative Gruppenprogramme, wie etwa das Modulare Schulungsprogramm Epilepsie für Familien (FAMOSES) von Wohlrabe et al. (2007).

5.7 Tiefgreifende Entwicklungsstörungen

Pervasive Developmental Disorders (PDD)

Eine besondere Form eines Verhaltensstörungskomplexes, der bei einer kleinen Anzahl von kindlichen Patienten mit kryptogenen oder symptomatischen Epilepsien aber auch unabhängig davon beobachtet werden kann, stellen sogenannte tiefgreifende Entwicklungsstörungen dar (Tuchmann, 2006), die auch als PDD (Pervasive Developmental Disorders) in die Literatur Eingang gefunden haben. Schwerpunkt der Symptomatik sind sprachlich-kommunikative Störungen sowie Beeinträchtigungen verschiedener Wahrnehmungsfunktionen. Zudem besteht meist einer mehr oder weniger ausgeprägte Intelligenzminderung. Zu diesem Störungskomplex gehören der frühkindliche und atypische Autismus, das allein Mädchen betreffende Rett-Syndrom, andere desintegrative Störungen des Kindesalters, hyperkinetische Störungen bei Intelligenzminderung und auch das Asperger-Syndrom (Fombonne, 2003).

Bei einigen epileptischen Syndromen werden gehäuft autistische Verhaltenstendenzen beobachtet

Vor allem autistische Verhaltenstendenzen werden bei einigen epileptischen Syndromen gehäuft beobachtet (Tuchmann, 2002). Hierzu gehören das ESES-Syndrom sowie das LKS. Aber auch beim West-Syndrom oder Lennox-Gastaut-Syndrom kann es bei sehr ungünstigem Verlauf zu vergleichbaren Störungskomplexen kommen. Da bei ca. 50 % der Patienten mit Störungen aus dem Bereich des autistischen Spektrums eine Epilepsie und/oder pathologische EEG-Befunde nachgewiesen werden können, wird über eine gemeinsame Pathogenese bereits seit langem diskutiert. Ein kausaler Zusammenhang zwischen pathologischen EEG-Befunden und autistischen oder anderen desintegrativen Störungen des Kindesalters konnte bis dato jedoch nicht gesichert werden (Kluger & Noterdaeme, 2001; Tharp, 2004). Auch autistische Regressionen stehen nicht in einem ursächlichen Zusammenhang zu interiktalen epilepsietypischen EEG-Mustern im Sinne von Sharp Waves. Es hat sich gezeigt, dass die Rückbildung dieser Muster durch eine antiepileptische Therapie keine Gewähr für die Rückbildung der autistischen Symptomatik darstellt (Tharp, 2004). Aus diesem Grunde ist auch eine antiepileptische Behandlung autistischer Störungen, ohne dass epileptische Anfälle gleich welcher Art gesichert werden konnten, nicht indiziert. Regressive Entwicklungen mit autistischer Symptomatik sind auch beim LKS oder beim ESES bekannt, müssen aber ätiologisch anders eingeordnet werden. Während beim frühkindlichen Autismus oder bei anderen desintegrativen Störungskomplexen die Entwicklung bereits in den ersten Monaten nicht regelrecht verläuft, ist bei der überwiegenden Zahl der Patienten mit LKS oder ESES erst nach regelrechter Entwicklung eine Verhaltensregression zu diagnostizieren. Auch die Tatsache, dass gelegentlich durch eine frühzeitige antiepileptische Therapie solche Verlaufe beim ESES wie beim LKS unterbrochen werden können und es in Einzelfällen zu einer fast völlig Rückbildungen der autistischen Symptomatik kommt, weist auf andere Entstehungsmechanismen hin, die weder beim autistischen Syndrom noch beim LKS oder ESES hinreichend geklärt sind (Levisohn, 2007).

Keine antiepileptische Behandlung bei autistischen Störungen ohne gesicherte epileptische Anfälle

Hohe Autismusraten beim Tuberöse-Sklerose-Komplex

Auch der Tuberöse-Sklerose-Komplex (TSK), bei dem die Epilepsierate 80 bis 100 % und die Autismusrate 40 bis 50 % beträgt, wird teilweise modellhaft bemüht, gemeinsame pathogenetische Mechanismen zwischen Epilepsie und Autismus zu begründen (Smalley, 1998). Warum gerade dieses epileptische Syndrom autistische Störungen bahnen soll, bleibt aber weiter im Dunkeln. So sind zum Beispiel Versuche, temporale Tubera für autistische Störungen verantwortlich zu machen, wenig überzeugend, bedenkt man die Komplexität und Dynamik des autistischen Spektrums. Hier sind dysfunktionale Netzwerkstrukturen zu berücksichtigen, über die wenig bekannt ist. So bleibt lediglich der Hinweis, dass Epilepsie und Autismus eine organisch-funktionelle Basis haben, die weitgehend ungeklärt ist (Wong, 2008).

Zusammenfassend betrachtet, gibt es bis auf elektrophysiologische Gemeinsamkeiten, die wiederum Ausdruck der dysfunktionalen neuronalen Netzwerke sind, und klinisch-phänomenologischer Gemeinsamkeiten derzeit kein schlüssiges Erklärungsmodell für die hohen Autismusraten beim TSK.

6 Neuropsychologische Diagnostik

6.1 Allgemeine Diagnostik

Die obigen Ausführungen haben verdeutlicht, dass eine Epilepsie eine Risikosituation für neurokognitive, neuropsychologische und sozial-emotionale Funktionen darstellt. Das individuelle Risiko eines jeden Patienten kann nur durch eine differenzierte neuropsychologische Diagnostik sowie durch eine entsprechende Anamnese und Exploration von Patient und Bezugspersonen abgeklärt werden (Gleissner, 2004).

Im Anamnesegespräch sollten neben Daten zum Anfallsgeschehen (Erleben des Patienten bzw. Beobachtung durch Bezugspersonen) und zur bisherigen Therapie auch solche zur allgemeinen Lebenssituation erfragt werden (Schule, Beruf etc.). Von besonderer Bedeutung ist die Einschätzung der Lebensqualität durch den Patienten wie auch durch seine Bezugspersonen. Bei einer stationären Betreuung gehört selbstverständlich die Verhaltensbeobachtung in der Einzel- wie auch Gruppensituation zum diagnostischen Prozedere. Die Beurteilung der sozialen Kompetenz bedarf dabei besonderer Aufmerksamkeit. Gruppenaktivitäten sind zudem ein geeigneter sozialer Rahmen, um mögliche anfallsbahnende Faktoren oder Ereignisse zu beobachten bzw. zu beurteilen.

Voraussetzungen für eine valide neuropsychologische Untersuchung

Voraussetzung für eine valide neuropsychologische Untersuchung ist eine (soweit möglich) stabile Anfallssituation wie auch eine, im Zeitfenster der Untersuchung, stabile antiepileptische Therapie. Eine andere Situation ist gegeben, wenn Nebenwirkungen beurteilt werden sollen. Hier würden dann

Verlaufsuntersuchungen unter verschiedenen antiepileptischen Medikamenten oder Dosen im Vordergrund stehen.

Eine neuropsychologische Untersuchung darf aber nicht nur eine systematische Defizitanalyse oder Darstellung einer Störungshierarchie sein. Es gilt darüber hinaus zu befunden, über welche Kapazitäten und welche Ressourcen ein Patient verfügt und was unter Umständen der Realisierung seines Leistungsvermögens bzw. seiner Leistungsressourcen im Wege steht.

Dabei ist es von großer Bedeutung festzustellen, *wie* eine Leistung erbracht wird, selbstbewusst oder voller Angst, motiviert oder desinteressiert, konzentriert oder reizoffen und ablenkbar. Um dies zu eruieren, muss während einer psychologischen Untersuchung eine Atmosphäre realisiert werden, die es einem Patienten ermöglicht, sich weitgehend angstfrei zu präsentieren. Es sollte also eine Bewertung unter vergleichsweise optimalen Bedingungen erfolgen.

Überwiegend Funktionsdiagnostik

Neuropsychologische Diagnostik ist bei Epilepsien in erster Linie Funktionsdiagnostik. Spezifische Lateralisations- bzw. Lokalisationsdiagnostik ist v. a. bei Fragestellungen im Rahmen einer epilepsiechirugischen Abklärung von Bedeutung.

Zur neuropsychologische Begutachtung sollten folgende Funktionsbereiche gehören (Mayer, 2002):

- Allgemeines kognitives Niveau und intellektuelles Leistungsvermögen,
- Sprache (rezeptiv, expressiv),
- Aufmerksamkeit/Konzentration,
- Kognitives Tempo,
- Gedächtnis (Kurz-, Langzeitgedächtnisleistungen, verbal, visuell),
- Visuelle Wahrnehmung,
- Auditive Wahrnehmung und Diskrimination,
- Visuomotorische, räumlich-konstruktive Leistungen,
- Exekutive Funktionen (Planung, Umstellfähigkeit),
- Arbeits- und Schulleistungen,
- Verhalten/Persönlichkeit.

Bewährt haben sich die in Tabelle 5 aufgeführten Verfahren. Es handelt sich dabei nicht um Tests mit einer besonderen „neuropsychologischen“ Qualität, sondern um bewährte, d. h. valide und reliable psychometrische Verfahren, die auch in der allgemeinen psychologischen Diagnostik zum Einsatz kommen. *Nicht das applizierte Verfahren an sich hat eine neuropsychologische Qualität. Sie entsteht erst durch das neuropsychologische Wissen und die Erfahrung des Diagnostikers.*

Tabelle 5:
Neuropsychologische Verfahren in der Routinediagnostik bzw. prächirurgischen Diagnostik (Auswahl)

Bereich/ Funktion	Erwachsene	Kinder/Jugendliche (Vorschule)	Kinder/ Jugendliche
Intelligenz	WIE (Wechsler Intelligenztest für Erwachsene) SPM (Standard Progressive Matrices) LPS (Leistungsprüf-system); LPS 50+ I-S-T 2000 R (Intelligenz-Struktur-Test)	K-ABC (Kaufmann Assessment Battery for Children) CPM (Coloured Progressive Matrices) BSID-II (Bayley Scales of Infant Development-Second Edition) WET (Der Wiener Entwicklungstest) HAWIVA (Hannover-Wechsler-Intelligentest für das Vorschulalter)	HAWIK-III/IV (Hamburg-Wechsler-Intelligenztest für Kinder) CPM (Coloured Progressive Matrices)
Sprache (expressiv-rezeptiv) Wortfluss	WIE (Wortschatz-Test, Gemeinsamkeiten-finden) I-S-T 2000 R: WA (Wissen) und GE (Gemeinsamkeiten) BNT (Boston Naming Test), TT (Token-Test) COWA (Controlled Oral Word Association-Test)	SETK 3-5 (Sprach-entwicklungstest) Wortschatz (KAB-C), HAWIVA (verbal)	HSET (Heidelberger Sprachentwicklungs-test) Wortschatz-Test, Gemeinsamkeiten-finden (HAWIK) TT (Token-Test) COWA (Controlled Oral Word Associa-tion-Test)
Aufmerk-samkeit und exekutive Funktionen	d2 (Aufmerksamkeits-Belastungs-Test) TMT (Trail-Making-Test) ZVT (Zahlen-Verbin-dungs-Test) TAP (Testbatterie zur Aufmerksamkeits-prüfung) PERSEV (Perseverations-test) TOL (Turm von London)	Gedächtnisspannen-test (WIE) EF (Enzephalopathie-Fragebogen)	d2-R (Aufmerk-samkeits- und Konzentrationstest) TMT (Trail-Making-Test) ZVT (Zahlen-Verbin-dungs-Test) TAP (Testbatterie zur Aufmerksamkeits-prüfung) RWT (Regensburger Wortflüssigkeitstest) Labyrinthaufgaben

Tabelle 5 (Fortsetzung):
Neuropsychologische Verfahren in der Routinediagnostik bzw. prächirurgischen Diagnostik (Auswahl)

Bereich/ Funktion	Erwachsene	Kinder/Jugendliche (Vorschule)	Kinder/ Jugendliche
Motorik	FTT (Finger Tapping Test) Manuelle Sequenzierung/Koordination (Luria) Purdue Pegboard Test (Feinmotorik)	EF (Enzephalopathie-Fragebogen) WET (Der Wiener Entwicklungstest) BSID-II (Motor-Skala)	BLN-K (Berliner Luria-Neuropsychologisches Verfahren f. Kinder – Motorik-Skala)
Verbales Gedächtnis	VLMT (Verbaler Lern- und Merkfähigkeitstest) TME (Tempoleistung und Merkfähigkeit Erwachsener) WMS (Wechsler Memory Scale – Text)	TMK (Tempoleistung und Merkfähigkeitstest – verbal), Wortreihe (KAB-C), Zahlen nachsprechen, SETK (Sprachgedächtnis)	VLMT, TMK (Tempoleistung und Merkfähigkeitstest – Kinder)
Non-verbales Gedächtnis	DCS-R (Diagnosticum für Cerebralschädigung); RVDLT (Rey-Visual-Design-Learning-Test) nur prächirurgisch: (Fakultativ: superselektiver Wada-Test)	TMK (nicht verbal), räumliches Gedächtnis, Gesichter merken (KAB-C)	DCS-R, RVDLT nur prächirurgisch: (Fakultativ: superselektiver Wada-Test)
Hemisphärendominanz	Fragebogen zur Händigkeit (Oldfield-Q.) Dichotisches Hören, prächirurgisch: Sprachaktivierungs-fMRT; Wada-Test; invasives Sprach-Mapping	HDT (Hand-Dominanz-Test)	prächirurgisch: Sprachaktivierungs-fMRT; Wada-Test; invasives Sprach-Mapping
Visuokonstruktion, Räumlich-bildhafte Leistungen	WIE (Mosaik-Test) Labyrinthe (Chapuis) VOSP-Untertests (Objektperzeption, Raumwahrnehmung) LPS (Leistungsprüfsystem: Untertest 7) RCFT (Rey Complex Figure Test – Abzeichnen)	Dreiecke (KAB-C), Mosaik-Test (HAWIVA), MZT (Mann-Zeichen-Test)	Dreiecke (KAB-C), Mosaik-Test (HAWIK), RCFT (Abzeichnen)

Tabelle 5 (Fortsetzung):
Neuropsychologische Verfahren in der Routinediagnostik bzw. prächirurgischen Diagnostik (Auswahl)

Bereich/ Funktion	Erwachsene	Kinder/Jugendliche (Vorschule)	Kinder/ Jugendliche
Verhalten/ Persönlichkeit	FPI (Freiburger Persönlichkeitsinventar), FSKN (Frankfurter Selbstkonzeptskalen), PEF (Psychosomatischer Einstellungsfragebogen) MMPI-2 (Minnesota Multiphasic Personality Inventory 2)	EF (Enzephalopathie-Fragebogen) CBCL (Elternfragebogen über das Verhalten von Kindern und Jugendlichen)	CBCL (Elternfragebogen über das Verhalten von Kindern und Jugendlichen) TRF (Lehrerfragebogen über das Verhalten von Kindern und Jugendlichen), YSR (Fragebogen für Jugendliche), PFK-9-14 (Persönlichkeitsfragebogen für Kinder) FSKN (Selbstkonzeptskalen), DIKJ (Depressionsinventar für Kinder und Jugendliche)
Lebensqualität	Fragebogen zur Lebensqualität Epilepsiekranker (dt. Adaptation des Fragebogens: Quality of life in Epilepsy - QOLIE 89)	KINDL (Fragebogen zur Erfassung der gesundheitsbezogenen Lebensqualität von Kindern) Fragebogen zur Lebensqualität (dt. Adaptation des Fragebogens: Quality of life in Epilepsy - QOLIE 6-10)	Fragebogen zur Lebensqualität Epilepsiekranker (dt. Adaptation des Fragebogens: Quality of life in Epilepsy - QOLIE 11+)

Bei der Diagnostik von Teilleistungsstörungen hat sich das Diskrepanz-Konzept (Esser, 1995) etabliert. Danach kann erst dann von einer Teilleistungsstörung gesprochen werden, wenn zwei Annahmen erfüllt sind:

1. Die Normalitätsannahme. Sie besagt, dass nur dann von Teilleistungsstörungen gesprochen werden kann, wenn eine umschriebene Entwicklungsstörung nicht auf eine allgemeine kognitive Basisstörung (Intelligenzdefizit) zurückgeführt werden kann. Daher bedarf es in aller Regel einer umfassenden Intelligenzdiagnostik mit einem standardisierten psychometrischen Verfahren.

2. Die Diskrepanzannahme. Danach muss eine bedeutende Differenz zwischen allgemeinem Intelligenzniveau und der spezifischen Teilleistung bzw.

zwischen Intelligenz und deren Realisierung in der Schule oder am Arbeitsplatz bestehen. Die Bestimmung der Diskrepanz zwischen Teilleistung und dem übrigen Leistungsniveau muss drei Aspekte berücksichtigen:

1. Die Diskrepanz soll Relevanz besitzen, was in der Praxis eine Standardabweichung von 1½ bedeutet.
2. Die Teilleistung soll sich im Bereich klinisch relevanter Störungen befinden, d. h. mindestens 1½ Standardabweichungen unter dem Mittelwert der Altersgruppe liegen.
3. Der Bezugspunkt (Gesamtniveau) für die Berechnung der Differenz zur Teilleistung soll aus den von der Teilleistung unabhängigen Intelligenzbereichen stammen.

Dieses Messkonzept, das lange Zeit vor allem in der Entwicklungsneuropsychologie zum Einsatz kam, wird in der Zwischenzeit auch für das Erwachsenenalter rezipiert.

Eine andere Möglichkeit Teilleistungsstörungen zu diagnostizieren, besteht in der differenzierten Analyse von Testprofilen. So kann auch ein vom mittleren Testprofil signifikant abweichendes Untertestergebnis, z. B. im Untertest „Rechnerisches Denken" im WIE (Wechsler Intelligenztest für Erwachsenen) oder HAWIK-IV (Hamburg-Wechsler-Intelligenztest für Kinder) ein erster wichtiger Hinweis auf eine Teilleistungsstörung sein. Ähnliches gilt für deutlich instabile Profile. Damit können Testverfahren, wie WIE, HAWIK oder K-ABC (Kaufmann-Assessment Battey for Children) als Screeningverfahren für Teilleistungsstörungen verstanden werden (Mayer, 1999). Das Gesamtergebnis einer Untersuchung mit den genannten Testverfahren (es lassen sich noch andere Beispiele aufführen) ergibt sich aus der Zusammenschau der Ergebnisse der einzelnen Untertests. Würde nun aber in zwei oder mehr Untertests ein signifikant abweichendes Ergebnis erzielt, bliebe selbstverständlich das Gesamtergebnis nicht unberührt. Die Beurteilung der Signifikanz dieser Abweichung wird aber methodisch unsauber und mit steigender Zahl signifikanter Abweichungen obsolet, da ja allgemeine kognitive Defizite (Intelligenzdefizite) bei der Diagnostik von Teilleistungsstörungen ausgeschlossen werden müssen. Entsprechenden Hinweisen aus Untertests sollte also – wie oben angedeutet – mit spezifischen Funktionstests oder einzeln genormten Untertests nachgegangen werden.

Leistungsstörungen können nur dann als Teilleistungsstörungen bezeichnet werden, wenn sie gegen Einschränkungen der kognitionsstützenden Funktionen wie Aufmerksamkeit oder mentales Tempo abgegrenzt werden können. Es ist leicht vorstellbar, dass Aufmerksamkeitsstörungen oder ein eingeschränktes mentales Tempo die Ergebnisse eines Gedächtnistests nachdrücklich beeinflussen können. Dies bedeutet, dass sich der diagnostische Prozess im Einzelfall sehr komplex und aufwändig darstellen kann. Aufgrund der Bedeutung von Teilleistungsstörungen für die schulische und berufliche Integration sollte aber auf diese Anstrengung nicht verzichtet werden.

Medikamentös bedingte Leistungs- und Verhaltensstörungen können kurzfristig gemildert oder beseitigt werden

Neben Teilleistungsstörungen kommt der Diagnostik medikamentös bedingter Leistungs- und Verhaltensstörungen eine besondere Bedeutung zu (Lutz et al., 2005; Mayer, 1989). Sie sind die einzigen Risikofaktoren, die kurzfristig gemildert oder gar beseitigt werden können entweder durch eine Umgestaltung der Therapie oder durch Absetzen einer oder mehrerer Substanzen, die für die Therapie vorgesehen waren. Da sich medikamentöse Nebenwirkungen neuropsychologisch in der Regel auf die kognitiven Stützfunktionen wie Aufmerksamkeit und psychomotorisches Tempo auswirken, gilt es diagnostisch hier anzusetzen. Einschränkungen dieser Basisfunktionen können wiederum Leistungs- und Entwicklungsressourcen in anderen neuropsychologischen Bereichen hemmen. Teilleistungsstörungen im definierten Sinne sind aber in der Regel nicht auf Nebenwirkungen zurückzuführen. Auch hier bestätigt die Ausnahme die Regel, bedenkt man das Nebenwirkungsprofil von Topiramat, das schwere Wortfindungsstörungen bis hin zu einer aphasischen Symptomatik verursachen kann (Huppertz et al., 2001).

Der Verdacht auf medikamentös bedingte Störungen ist immer gegeben, wenn das Verhalten oder das Leistungsvermögen eines Patienten eine eher *abrupte Änderung* erfährt, ohne dass sich z. B. die Anfallsaktivität dynamisiert oder die psychosozialen Bedingungen grundlegend umgestaltet haben. Die Risiken einer langjährigen antiepileptischen Therapie können diagnostisch selbstverständlich kurzfristig nicht befriedigend geklärt werden.

Messung medikamentöser Nebenwirkungen

Um Nebenwirkungen psychometrisch zu objektivieren, also ihren Einfluss auf neurokognitive und neuropsychologische Funktionen zu belegen, bedarf es mehrfacher Messungen, im günstigsten Falle kontinuierlicher Längsschnittuntersuchungen. Dies bedeutet, es müssen sowohl unter einer bestimmten medikamentösen Einstellung als auch nach der Umgestaltung einer Therapie mehrere Untersuchungen repräsentativer Verhaltensfunktionen durchgeführt werden. Bewährt haben sich hier Testverfahren, die eine geringe seriale Abhängigkeit aufweisen und basale Funktionen (Mayer, 1989) wie Aufmerksamkeit, Konzentration und mentales Tempo messen. In diesem Zusammenhang ist auch das Screeningverfahren „Epitrack" erwähnenswert (Lutz & Helmstaedter, 2005). Hiermit werden die Inferenzneigung, das psychomotorische Tempo, die mentale Flexibilität, die Wortflüssigkeit, die visuomotorische Planungsfähigkeit und das Arbeitsgedächtnis geprüft. Normen existieren auch für Kinder und Jugendliche.

6.1.1 Exkurs: EEG und neuropsychologische Befunde

Während dem EEG neurophysiologisch bei der Einordnung epileptischer Anfälle und Syndrome (Lüders & Noachtar, 1995) eine herausragende Bedeutung zukommt, spielt es bei der Klärung neuropsychologischer Fragestellungen eine eher untergeordnete Rolle. Die Korrelation zwischen neurokognitiven oder neuropsychologischen Defiziten und bestimmten fokalen oder generalisierten EEG-Merkmalen ist bis auf wenige Ausnahmen (LKS, ESES-Syndrom) nur gering.

Unstreitig bleibt dennoch, dass EEG-Muster wie z. B. Spikes and Sharpwaves ein Risiko für die Entwicklung neukognitiver bzw. neuropsychologischer Defizite darstellen (s. o.). Die Auswirkungen dieser EEG-Muster sind nur durch Verlaufsuntersuchungen beurteilbar (Diener & Mayer, 1996). Im Übrigen gilt es zu bedenken, dass neurokognitive Defizite inform von Teilleistungsstörungen keine Besonderheit Epilepsiekranker sind (Mayer, 1999).

Fazit

Folgende Fragen stehen im Rahmen der neuropsychologischen Diagnostik im Vordergrund:
- Welche Funktionsstörungen sind zu objektivieren?
- Welche Bedeutung hat die klinische bzw. subklinische Anfallsaktivität?
- Welchen Einfluss hat die antiepileptische Therapie?
- Welche Verlaufsdynamik liegt vor?
- Besteht eine Diskrepanz zwischen Leistungsvoraussetzungen und -realisierung (Schule, Arbeit)?

6.2 Sprachlateralisationsdiagnostik[1]

Bei der neurochirurgischen Behandlung medikamentös therapieresistenter Epilepsien stellt die Sprachlateralisierungsdiagnostik aufgrund der Selektivität der Eingriffe eine zentrale Aufgabe der neuropsychologischen Diagnostik dar. Angesichts immer selektiverer Eingriffe unter Aussparung potenziell sprachmediierender Hirnareale stellt sich diese Frage (im Hinblick auf postoperative Leistungsveränderungen), wenn in Hirnregionen operiert werden soll, die potenziell Sprache tragen könnten (so z. B. fronto-operculär/temporo-posterior).

Studien bei Patienten nach zerebralen Insulten wie auch Untersuchungen mit der funktionellen Magnetresonanztomografie (fMRT) zur Sprachaktivierung an repräsentativen Stichproben zeigen eine linkshemisphärische Sprachdominanz bei ca. 96 % der Rechtshänder. Von den untersuchten Linkshändern wiesen ca. 76 % eine linkshemisphärische Sprachdominanz

1 Kapitel 6.2 und 7.1 entstanden in Zusammenarbeit mit Dipl.-Psych. Ansgar Quiske.

auf. Die Quote von atypischen Dominanzmustern im Sinne einer bilateralen Sprachrepräsentation bzw. einer rechtshemisphärischen Sprachdominanz war bei Linkshändern deutlich erhöht.

Das bedeutet im klinischen Kontext, dass Aussagen über die Sprachdominanz immer mit einem Unsicherheitsfaktor behaftet sind, insbesondere wenn keine eindeutige Rechtshändigkeit vorliegt. Zwischen Händigkeit und Sprachdominanz besteht nämlich keine kausale, sondern nur eine Wahrscheinlichkeitssbeziehung. Folglich stellt die Händigkeit keinen ausreichend validen Marker für die Sprachdominanz dar. Dem entspricht, dass bei rechtshändigen Patienten mit fokalen Epilepsien die Rate der atypischen Dominanzen (bilaterale Repräsentation oder rechtshemisphärische Dominanz) deutlich erhöht ist, mit einer mehr als 30 %igen Abweichung von der erwarteten Linksdominanz (Zatorre, 1989). Ebenfalls deutlich erhöht ist die Rate der atypischen Sprachrepräsentation bei linkshändigen Patienten mit fokalen Epilepsien. Kurthen (1993) wies in seiner Studie eine Atypizität in 76 % der Fälle nach, die sich zu gleichen Teilen auf eine bilaterale Sprachrepräsentation und eine Rechtsdominanz für Sprache verteilte. Bei aller möglichen methodischen Kritik an den Studien (genannt seien hier z. B. die unterschiedliche Zusammensetzung der Stichproben mit Patienten mit unifokalen vs. multifokalen Epilepsien, temporale Läsionen vs. extratemporale Läsionen, unterschiedliche Paradigmen und Auswertestrategien im IAT) verdeutlichen diese Daten, dass eine individuelle Prädiktion von der Händigkeit auf die zerebrale Sprachorganisation bei Patienten mit fokalen Epilepsien mit großer Unsicherheit belastet ist. Eine atypische Sprachorganisation korreliert mit einem frühen Beginn der Epilepsie, einem frühen Schädigungsereignis sowie der Größe einer strukturellen Läsion (Helmstaedter, 2000).

6.2.1 Methoden zur Feststellung der Sprachdominanz

Zurzeit existieren verschiedene Verfahren zur Bestimmung der zerebralen Sprachorganisation, die bezüglich ihrer Sensitivität und Spezifität nicht alle hinreichend wissenschaftlich geprüft worden sind:

- der Intracarotid Amobarbital Test (IAT) oder Wada-Test,
- die Sprachaktivierungs-fMRT,
- das invasive Sprach-Mapping über Grid-Elektroden,
- die simultane bilaterale transkranielle Dopplersonographie,
- die Magnetstimulation,
- das Dichotische Hören,
- die Tachistoskopie,
- und nicht zuletzt auch die neuropsychologische Psychometrie.

Lediglich auf den IAT und das Sprachaktivierungs-fMRT soll an dieser Stelle kurz eingegangen werden:

6.2.1.1 Der Intracarotid Amobarbital Test (IAT) oder Wada-Test

Der Intracarotid Amobarbital Test wurde ursprünglich (Wada & Rasmussen, 1960) zur Untersuchung der Sprachlateralisation bei psychiatrischen Patienten eingeführt, um eine Elektrokrampftherapie ohne nachfolgende aphasische Störung durchführen zu können. Später erfolgte dann der Einsatz des Wada-Tests in der prächirurgischen Epilepsiediagnostik vor chirurgischen Eingriffen, die in potenziell sprachgenerierenden Arealen durchgeführt werden sollten. In der Folge wurden dann zur Vermeidung von postoperativen (globalen) amnestischen Syndromen auch Gedächtnisprüfungen im Rahmen des Wada-Tests durchgeführt.

Die Indikation zur Durchführung eines Wada-Tests ist streng zu stellen

Die Indikation zur Durchführung eines IAT ist aufgrund seiner Invasivität und der potenziellen Risiken streng zu stellen. Grundlegend ist eine Fokuslokalisation in der Nähe zu möglichen Sprachzentren und eine potenzielle Operabilität des Fokus, hinzu kommt ein fehlgeschlagenes/widersprüchliches/nicht durchführbares Sprach-fMRT oder eine Diskordanz des Sprach-fMRT-Befundes und der postiktalen Verhaltensbeobachtung (Auftreten bzw. Fehlen einer postiktalen Aphasie).

6.2.1.2 Die funktionelle Magnetresonanztomografie (fMRT)

Das fMRT bietet sich als nicht invasives Verfahren zur Bestimmung der zerebralen Sprachrepräsentation an

Seit ungefähr Anfang der 90er Jahre des letzten Jahrhunderts steht die auf dem BOLD-Effekt (blood oxygen level-dependent) beruhende funktionelle Magnetresonanztomographie (fMRT) als ein weiteres Verfahren zur Diagnostik der zerebralen Organisation zur Verfügung. Bald nach ihrer Entwicklung und Einführung konnte gezeigt werden, dass die fMRT die Darstellung der in sprachliche Funktionen eingebundenen Hirnregionen ermöglicht (McCarthy et al., 1993). Diese Ergebnisse konnten dann im klinischen Setting repliziert werden und anhand von parallel durchgeführten IATs validiert werden (Spreer et al., 2002). Somit bietet sich die fMRT als alternatives nicht invasives und mit nur wenigen Risiken behaftetes Verfahren zur Bestimmung der zerebralen Sprachrepräsentation an.

Problematisch erscheint aus einer klinisch-einzelfallbezogenen Perspektive die fehlende Überprüfung der expressiven Sprache. Zumeist werden in den Paradigmen der fMRT semantische Sprachaufgaben gestellt. Der Patient wählt dann per Tastendruck die Ziffer oder räumliche Position des Zielitems aus. Interessanterweise aktivieren in der fMRT solche semantischen Paradigmen sehr viel häufiger die frontal gelegenen Sprachzentren als die temporo-posterior gelegenen rezeptiven Sprachareale (Spreer et al., 2002). Dies kann dann im Einzellfall die Frage nach einer möglichen hemispheriellen Dissoziation rezeptiver und expressiver Sprachleistungen nicht beantworten, so dass zur Klärung ein Wada-Test durchgeführt werden muss.

6.2.2 Methoden zur Prognose der postoperativen Gedächtnisleistungen

Der Patient H. M. ist sicher der berühmteste wenn auch nicht der einzige, der nach einem (bilateralen) temporalen epilepsiechirurgischen Eingriff unter einem global-amnestischen Syndrom leiden musste (Scoville & Milner, 1957). Aufgrund dieser Komplikation entwickelte sich das Bestreben, neuropsychologische Methoden zur Prognose postoperativer Gedächtnisstörungen zu entwickeln. Auch wenn vermutlich einige Fälle nicht publiziert worden sind, muss ein amnestisches Syndrom als Folge eines epilepsiechirurgischen Eingriffs als ein sehr rares Ereignis betrachtet werden. Gleichwohl sind solche Komplikationen, die sowohl nach rechtsseitigen als auch linksseitigen anterioreren Temporallappenresektion beobachtet worden sind, handlungsleitend geworden. Im Verlauf der Jahre wurden verschiedene Methoden zur Prognose entwickelt, um auch mnestische Einbußen subtilerer Natur zu vermeiden.

Gängige und experimentelle Methoden zur Gedächtnisprognose, die in der Vergangenheit angewendet wurden und aktuell verwendete Methoden sind u. a.

- die klassische neuropsychologische Funktionsdiagnostik,
- der klassische Wada-Test mit Gedächtnisprüfung,
- der superselektive Wada-Test zur reinen Gedächtnisprognose,
- ereigniskorrelierte Potenziale aus dem Hippokampus mittels Tiefenelektroden,
- das funktionelle Gedächtnis-MRT.

Der klassische Wada-Test mit einer integrierten Gedächtnisprüfung enthält das Erlernen von Wörtern und Bildern/Zeichen vor der Narkotisierung, dem Abruf der Selbigen unter Narkotisierung (als Simulation des Zustandes nach der OP) und dem Erwerb neuer Items unter Narkotisierung und den Abruf nach Abflauen der Wirkung des Amobarbitals. Getestet werden somit Abrufleistungen und Enkodierungsleistungen unter Simulation einer temporalen Resektion. Dieses Verfahren wird zwar weltweit regelmäßig angewendet, ist aber unter methodischen Gesichtspunkten kritisch zu bewerten. Der superselektive Wada-Test zur Gedächtnisprognose stellt hier eine zwar risikobehaftete aber vielversprechende Variante dar (Quiske et al., 2003; Wieser, 1991). Über eine Sondierung der Arteria choroidea anterior oder über einen posterioren Zugang erfolgt eine selektive Inaktivierung der Hippokampusformation ohne begleitende intervenierende Aphasie, die sehr vielmehr einer Simulation einer Hippokampektomie entspricht als der globale klassische Wada-Test. Aufgrund des erhöhten Komplikationsrisikos ist dieses selektive Verfahren allerdings nur bei entsprechender Indikation zu verwenden, d. h. wenn alle anderen Mittel zur Prognose ausgeschöpft wurden bzw. nicht angewendet werden können.

Die Methode der ereigniskorrelierten evozierten hippokampalen Potenziale stellt eine weitere, weitgehend risikofreie Methode der Prognose des postoperativen Gedächtnisoutcomes dar. Vorraussetzung ist allerdings, dass aus klinischen Gründen zur Detektion des Anfallsursprungs bilaterale hippokampale Tiefenelektroden implantiert werden. Somit steht diese Methode für die Mehrzahl der Patienten, die sich einem unilateralen temporalen Eingriff unterziehen möchten, nicht zur Verfügung.

Die funktionelle Gedächtnis-MRT hingegen stellt ein Verfahren aus den letzten Jahren dar, welches potenziell für alle Patienten zur Verfügung steht. Hier werden über Aktivierungsmuster und die Errechnung eines Gedächtnislateralisationsindexes während der En- oder Dekodierung von Items Aussagen über die funktionelle Bedeutung des zur Resektion anstehenden Hippokampus getroffen. Es besteht die Hoffnung, über Validierungsstudien mit dann nachfolgend operierten Patienten auch Aussagen über die Entwicklung der postoperativen Gedächtnisleistungen treffen zu können (Frings et al., 2006; Wagner et al., 2005).

Fazit

Folgende Fragen stehen im Rahmen epilepsiechirurgischer Interventionen im Vordergrund:
- Welche Funktionsstörungen können präoperativ objektiviert werden?
- Auf welche Hirnregionen verweisen bestimmte Funktionsstörungen?
- In welchem Zusammenhang stehen diese Funktionsstörungen mit strukturellen Schädigungen?
- Von welcher Hemissphärendominanz (typisch – atypisch) ist auszugehen?
- Haben sich postoperativ Funktionsstörungen eingestellt?
- Haben diese Funktionsstörungen eine Verlaufsdynamik?

7 Nicht medikamentöse antiepileptische Therapie

7.1 Epilepsiechirurgie

Für ca. 20 % der an einer pharmakoresistenten fokalen Epilepsie leidenden Personen stellt ein epilepsiechirurgischer Eingriff die wesentlichste therapeutische Alternative dar. Voraussetzungen für einen solchen Eingriff sind:

1. Das Vorliegen einer fokalen pharmakoresistenten Epilepsie, d. h. es besteht Pharmakoresistenz gegen zwei Medikamente der ersten Wahl und gegen eine Polytherapie.
2. Aufgrund psychosozialer Belastungen ist die Lebensqualität des Patienten entscheidend beeinträchtigt.
3. Es besteht ein identifizierbares epileptogenes Areal.

Zur Identifikation des epileptogenen Areals wird eine umfangreiche Diagnostik durchgeführt (Helmstaedter, 2004). Hierzu gehören in aller Regel eine simultane Video-EEG-Aufzeichnung mehrerer Anfälle, eine hochauflösende Magnetresonanztomographie, eine umfassende neuropsychologische Diagnostik, eine gründliche neurologische Untersuchung und eventuell weiterführende radiologische Verfahren, wie z. B. der Wada-Test, Sprach-fMRT oder ähnliches (Benke et al., 2006; Kurthen et al., 1994).

Sollten sich Befunde ergeben, die eine Eingrenzung der Anfallsgeneration auf eine umschriebene Stelle nicht zulassen, stellt sich unter Umständen die Indikation zur Implantation von Platten-, Streifen- oder stereotaktischen Tiefenelektroden oder deren Kombination, um den Ursprungsort des Anfalls identifizieren zu können.

Ein epilepsiechirurgischer Eingriff im Bereich der temporo-limbischen Strukturen stellt mit einem Anteil von ca. 70 % die häufigste Form der epilepsiechirurgischen Interventionen dar (Engel, 1993). Es lassen sich im Wesentlichen drei Operationsmethoden unterscheiden (Wieser, 2004). Zum einen die anteriore Zwei-Drittel-Resektion, bei der sowohl mediale (anteriore bis mediale Anteile des Hippokampus) als auch laterale Anteile (lateraler Kortex) des Temporallappens entfernt werden. Auf der sprachdominanten Hemisphäre wird nur ein Teil des lateralen temporalen Kortexes entfernt, um nicht durch eine Entfernung weiter posterior gelegener Kortexanteile rezeptive Sprachstörungen zu produzieren.

Die selektive Amygdalohippokampektomie beschränkt sich hauptsächlich auf die Entfernung der mesialen Anteile des Temporallappens (Amygdala, Hippokampus, enthorinaler Kortex). Entsprechend muss hier ein anderer Zugangsweg gewählt werden, der von den Vorlieben des Operateurs abhängig ist. Eine Möglichkeit stellt z. B. die Entnahme der Amygdala und des Hippokampus mittels eines transsylvischen Zuganges dar.

Sogenannte Topektomien oder Läsionektomien stellen Resektionen umschriebener Läsionen dar, die je nach Lokalisation und Größe des zu entfernenden Areals von minimal (z. B. die Entfernung eines kleinen epileptogenen Cavernoms) bis hin zu großer Ausdehnung (z. B. Ektomie eines Tumors im lateralen Kortexbereich) reichen können.

Erfolgsrate

Generell lässt sich sagen, dass bei ca. zwei Drittel der operierten Patienten Anfallsfreiheit erreicht wird (Wieser & Jalon, 2002) bzw. Anfallskontrolle in Form von weniger beeinträchtigenden einfach-fokalen Anfällen mit erhaltenem Bewusstsein.

Neben den temporalen Resektionen finden sich in der Epilepsiechirurgie natürlich auch andere Formen der Resektionen, wie z. B. funktionelle Hemisphärotomien bzw. Hemisphärotomien, anteriore, posteriore und komplette Callosotomien, stereotaktische Eingriffe, wie z. B. die temporäre Implantation von I^{125} Seeds bei hypothalamischen Hamartomen, Gamma-Knife oder LINAC- Bestrahlungen bei selbiger Läsion oder auch die sich noch im experimentellen Stadium befindliche radiochirurgische Behandlung der mesialen Temporallappenepilepsie.

Epilepsiechirurgische Eingriffe nicht erst als letzte Option

Eine epilepsiechirurgische Maßnahme sollte nicht als letzte Option nach end- und erfolglosen Mono- und Kombinationstherapien erwogen werden. Es muss bedacht werden, dass therapieresistente (fokale) Epilepsien, insbesondere mit beeinträchtigenden Anfällen, fast durchgehend schwerwiegende psychosoziale Probleme nach sich ziehen. Die Verläufe nach erfolgreichen epilepsiechirurgischen Eingriffen (auch sehr frühen) zeigen eindrucksvoll, dass sich die Lebensqualität der Patienten überwiegend verbessert oder wenigstens stabilisiert. In einem Kollektiv von 70 Kindern und Jugendlichen aus dem Epilepsiezentrum Kork sind über 70 % der epilepsiechirurgisch behandelten Kinder seit Jahren postoperativ anhaltend anfallsfrei. Zudem zeigt sich im Verlauf von 2 Jahren eine nachhaltige Stabilisierung kognitiver Funktionen, die sich in qualifizierten Schulabschlüssen und Berufsausbildungen abbildet (Mayer, 2007b). Vergleichbare postoperative Verläufe werden von erwachsenen Patienten berichtet (Tonini et al., 2004). Andererseits dürfen Risiken epilepsiechirurgischer Interventionen nicht unterschätzt werden. So muss langfristig betrachtet mit einem früheren „Alterungsprozess“ gerade von Gedächtnisfunktionen gerechnet werden (Helmstaedter et al., 2003). Führt ein Eingriff nicht zur Anfallsfreiheit, sind solche Regressionen umso wahrscheinlicher (Lah et al., 2004). Ob ähnliche Entwicklungen auch in anderen neuropsychologischen Funktionsbereichen zu erwarten sind, muss die zukünftige Forschung klären.

7.2 Vagusnervstimulation

Wirkmechanismus unklar

Seit etwa Anfang der 90er Jahre erfolgen Versuche, durch eine physikalische Stimulation des Nervus vagus epileptische Anfälle zu unterdrücken (Ben-Menachem et al., 1994), wobei eine definitive Klärung des Wirkmechanismus weiter aussteht (Geller, 2002). Die Implantation des Vagusnerv-Stimulators ist technisch relativ einfach. Eine Stimulationselektrode wird am linken Vagusnerv fixiert, die mit einem Generator, ähnlich wie bei einem Herzschrittmacher, verbunden wird. Entsprechend der vorgegebenen Einstellung wird alle fünf Minuten für 30 Sekunden der Vagusnerv mit einer

Stromstärke zwischen 0,25 und 3,5 mA stimuliert. Die initial gewählte Einstellung kann im Verlauf individuell variiert werden.

Erfahrungen mit mittlerweile vielen 1.000 Patienten weltweit zeigen, dass durch diese Methode nochmals über 40 % der Patienten mit einer über 50 %igen Reduktion ihrer Anfallsfrequenz profitierten. Bei Kindern lag der Prozentsatz etwas niedriger (Wheeless & Maggio, 2002). Berichtet wurde darüber hinaus über eine schnellere Erholung nach den Anfällen, und 2/3 aller Patienten berichteten über eine insgesamt verbesserte Lebensqualität.

Gravierende Nebenwirkungen dieser Methode sind bisher nicht bekannt geworden. Es wird vor allem während des Stimulationszyklus Heiserkeit, selten Husten oder eine leichte Dyspnoe beobachtet (Schachter, 2002).

Die Entscheidung für den Einsatz eines Vagusnerv-Stimulators kann nur nach einer sorgfältigen, abgestuften Vorgehensweise getroffen werden. Dabei gelten folgende Voraussetzungen:

1. Pharmakoresistenz,
2. Gesicherte Anfälle im Rahmen einer kryptogenen oder symptomatische Epilepsie,
3. Ein epilepsiechirurgischer Eingriff ist ausgeschlossen (z. B. mehrere anfallsauslösende Herde in beiden Hemisphären).

Palliative Überlegungen stehen im Vordergrund

Mittlerweile werden auch therapieresistente Patienten mit schweren generalisierten Epilepsien (schwere myoklonische Epilepsie des Kindesalters, schwere frühkindliche Grand-Mal-Epilepsie, myoklonische Absencen, myoklonisch-astatische Epilepsie) mit dieser Methode behandelt, wobei hier palliative Überlegungen im Vordergrund stehen (Geller, 2002).

7.3 Psychologische Therapieansätze

Beträchtlicher Teil der Patienten therapieresistent

Trotz intensiver Forschungsbemühungen in den letzten Jahren, die sich in mehr oder weniger potenten antiepileptischen Medikamenten und neuen therapeutischen Optionen, wie der Epilepsiechirurgie niedergeschlagen haben (s. o.), muss weiter ein beträchtlicher Teil der Erkrankten, etwa 30 % (Helmstaedter, 2000) als therapieresistent eingestuft werden. Auch die sogenannten „neuen" Antiepileptika konnten an diesem Befund nicht rütteln (Kwan & Brodie, 2000). Hinzu kommt, dass eine erfolgreiche Pharmakotherapie nicht selten mit Nebenwirkungen erkauft werden muss, die die Lebensqualität der Betroffenen erheblich beeinträchtigen können (s. o.). Selbst wenn infolge einer suffizienten Pharmakotherapie Anfallsfreiheit erreicht wird, ist gerade bei fokalen Epilepsien von einem hohen Rezidivrisiko auszugehen (Diener & Mayer, 1996).

Da Therapieresistenz vor allem mit unzureichendem Wissen über die neurobiologischen Basismechanismen epileptischer Aktivität erklärt wird, ist es nur durch Grundlagenforschung möglich (Rho & Sankar, 1999), die Voraussetzungen zu schaffen, wirksamere antiepileptische Substanzen zu entwickeln und dadurch den Anteil therapieresistenter Patienten zu reduzieren.

Einige Autoren (Dahl et al., 1985; Heinen & Schmidt-Schönbein, 1999) halten dieses Wissenschaftsverständnis für verkürzt und stellen ihm eine verhaltensmedizinische Theorie zur Entstehung und Chronifizierung epileptischer Aktivität entgegen. Danach ist epileptische Aktivität nicht allein (monokausal) durch organische Schädigungen oder Fehlfunktionen erklärbar sondern durch Faktoren, die im Verhalten und Erleben der Betroffenen bzw. deren Interaktionen mit ihrem sozialen Umfeld zu suchen sind (Fenwick, 1992; Dahl et al., 1985).

Neurobiologisch wird auf ein „Kindling-Modell" der Entstehung epileptischer Aktivität Bezug genommen (Heinen & Schmidt-Schönbein, 1999). Danach infizieren oder rekrutieren dysplastische Neurone bzw. neuronale Netzwerke mit hoher Epileptogenität andere umgebende Netzwerke, die weniger stark geschädigt sind oder lediglich über ein erhöhtes epileptogenes Potenzial verfügen. Zusammen bilden die Neurone dieser Netzwerke eine „kritische Masse", deren epileptische Potenz durch benachbarte nicht epileptogene Neurone bzw. neuronale Netzwerke abgeschwächt und im günstigsten Falle kontrolliert werden kann.

Vor diesem Hintergrund stellt sich die Frage, ob eine Verstärkung der Kontrollfunktion nicht epileptischer Neurone auch durch verhaltensgestützte Methoden möglich ist und damit eine wie auch immer geartete Rekrutierung nicht epileptischer Neurone erschwert werden. Diese Frage kann bis heute theoretisch nicht befriedigend beantwortet werden, denn die Interaktion neurobiologischer Prozesse mit der übergeordneten Verhaltenssteuerung stellt sich als überaus komplex dar (Bruer, 1997).

Bestimmte Verhaltensstrategien können eine antiepileptische Wirkung erzielen

Empirisch und klinisch ist es jedoch unstrittig, dass bestimmte Verhaltensstrategien eine antiepileptische, letztlich auch neurobiologische Wirkung erzielen und damit Einfluss auf den angesprochenen Rekrutierungsprozess nehmen können (Goldstein, 1997).

7.3.1 Klassische Methoden

Entspannungsverfahren bei unspezifischen Erregungszuständen

Beispiele hierfür sind *Entspannungsverfahren* wie die Progressive Muskelrelaxation, das autogene Training oder Varianten der verschiedenen Techniken (Dahl et al., 1985; Goldstein, 1997; Puskarich et al., 1992). Sie entfalten ihre antiepileptische Wirkung insbesondere, wenn unspezifische Erregungszustände (Angst, Ohnmacht, Überforderung etc.) die anfallsfördernde Bedingung darstellen.

(Angst, Ohnmacht, Überforderung etc.) als anfallsfördernde Bedingung

Auch bei Reflexepilepsien mit hochspezifischen anfallsauslösenden Reizkonfigurationen wie z. B. stereotypen Bewegungen, Lesen, Musik oder heißem Wasser, können Entspannungstechniken anfallsreduzierend wirken (Goldstein, 1997). Hier sind zudem Desensibilisierungstechniken Mittel der Wahl (Fenwick & Brown, 1989). Selbst Yoga-Techniken sind in der Zwischenzeit, allerdings mit wenig Erfolg, auf ihre antiepileptische Wirkung geprüft worden (Yardi, 2001).

Aktivierungsmethoden bei aufmerksamkeitsmindernden Reizfigurationen (z. B. Müdigkeit, Langeweile etc.) als anfallsfördernde Bedingung

Sind dagegen aufmerksamkeitsmindernde Reizfigurationen, Zustände wie Müdigkeit und Langeweile oder gar Depressionen als anfallsfördernd identifiziert worden, können *Aktivierungsmethoden,* z. B. sportliche Aktivitäten zum Aufbau von Kontrolltechniken eingesetzt werden (Dahl et al., 1985; Müller, 1995).

Die spezifischen Erfahrungen der Patienten im Umgang mit anfallsauslösenden Situationen müssen darüber entscheiden, welche Aktivierungs- oder Entspannungstechniken zum Einsatz kommen (Pritchard et al., 1985). Therapiestandards bezüglich Dauer, Häufigkeit etc. sind daher eher kontraproduktiv (Müller, 1995).

Aktivierungs- oder Entspannungstechniken werden auch als *erregungsspezifische Gegenmittel* bezeichnet. Werden sie präiktal in Zusammenhang mit einer Aura, also einem fokalen Anfallsgeschehen, angewandt, wird dagegen von *vorzeichenspezifischen Gegenmitteln* gesprochen (Heinen & Schmidt-Schönbein, 1999).

Auch ohne therapeutische Unterstützung werden diese Gegenmittel intuitiv im Bedarfsfall von Betroffenen genutzt (Betts et al., 1995; Müller, 1995). Bekannt sind z. B. Augenschließen, Augenzwinkern, autosuggestives Sprechen, entspanntes Innehalten oder motorische Aktivitäten (reiben, kratzen etc.). Gegenreaktionen können „auraspezifisch“ (z. B. motorische Gegenreaktion, dort wo sich ein „Kribbelgefühl“ abspielt), aber auch unspezifisch gestaltet sein (z. B. autosuggestives Sprechen, konzentriertes Innehalten etc.).

Ob und welche dieser Interventionen im Einzelfall wirksam und gegebenenfalls trainiert werden sollte, ist von den Modalitäten der Anfallsauslösung abhängig, die sich inter- wie intraindividuell sehr verschieden präsentieren können (Heinen & Schmidt-Schönbein, 1999).

7.3.2 Selbstkontrolltherapie

Unterstützung der medikamentösen Therapie

Die gerade dargestellten Techniken werden überwiegend zur Unterstützung der medikamentösen Therapie eingesetzt (Goldstein, 1997). Darüber hinaus gibt es Therapieansätze, in die verschiedenste Techniken zur Anfallsreduktion, zur Psychoedukation und Psychotherapie eingebunden sind

(Dahl et al., 1985; Heinen & Schmidt-Schönbein, 1999). Die psychologische Therapie wird hier als ein eigenständiger Teil der antiepileptischen Behandlung betrachtet. Ihr Ziel ist es, die betroffenen Patienten zu motivieren, über den Abbau von Ängsten und Hilflosigkeitsgefühlen an der Entwicklung oder Entdeckung von individuellen „antiepileptischen Gegenmaßnahmen" mitzuarbeiten, mit denen Einfluss auf die Anfallsaktivität gewonnen werden kann. Dabei ist das übergeordnete Ziel, die Handlungsfähigkeit der Betroffenen im Umgang mit ihrer Erkrankung und den psychosozialen Implikationen zu erweitern (Heinen & Schmidt-Schönbein, 1999).

Gerade diese Implikationen werden neben dem körperlichen Kontrollverlust häufig als unveränderlich und zwangsläufig erlebt, d. h. durch eigenes Verhalten nicht mehr beeinflussbar. Dieser „doppelte Kontrollverlust" ist für einen Teil der Patienten eine traumatische Erfahrung (Matthews & Barabas, 1982), die Ohnmachtsgefühle, Depressionen sowie anderen psychopathologischen Entwicklungen den Boden bereitet und damit zu ihrer Chronifizierung beiträgt (Heinen & Schmidt-Schönbein, 1999; Uhlman & Fröscher, 2001).

Selbstkontrolltherapie soll eigenverantwortliches Handeln stärken

Selbstkontrolltherapie mit dem Ziel Stärkung eigenverantwortlichen Handelns hat ganz nebenbei eine günstige Wirkung auf die Compliance und damit auf die Wirksamkeit der antiepileptischen Medikamente. Zudem kann u. U. die Medikamentenlast reduziert und damit das Nebenwirkungspotenzial eingeschränkt werden (Heinen & Schmidt-Schönbein, 1999). Durch aktive Krankheitsbewältigung kann also die Lebensqualität der Betroffenen wesentlich verbessert werden. Leider wird bis in die jüngste Zeit von dieser Ressource noch wenig Gebrauch gemacht (Betts et al., 1995).

Die Entwicklung von Selbstkontrolle, also der Perspektive, nicht hilflos einem Krankheitsprozess ausgeliefert zu sein, ist oft mühsam und erfordert von den Betroffenen eine hohe Motivation. Insbesondere bei langjähriger Krankheitsdauer und Therapieresistenz ist die Motivation zur aktiven Mitarbeit meist erschöpft. Daher muss Aufbau der Motivation zur Selbstwirksamkeit selbstverständlicher Teil eines entsprechenden Therapiekonzeptes sein.

Wiewohl im Einzelfall die Wirksamkeit psychologischer Methoden der Anfallskontrolle nicht bestritten werden kann, bleiben viele Fragen offen. Auch eine neuere Metaanalyse kommt zu ernüchternden Schlussfolgerungen, weil sie den wissenschaftlichen Nachweis für die nachhaltige Wirksamkeit psychologischer Methoden weiter nicht erbracht sieht (Ramaratnam et al., 2008).

7.3.3 Biofeedback-Therapie

Biofeedbacktechniken gehören bereits heute bei psychosomatischen oder neurologischen Erkrankungen zumindest zum additiven therapeutischen Angebot (Martin & Rief, 2009). Mittlerweile haben sie isoliert oder als

Teil ganzheitlicher Therapieprogramme auch in die nicht medikamentöse antiepileptische Therapie Eingang gefunden, wie nicht anders zu erwarten vor allem bei pharmakoresistenten Epilepsien (Sterman, 1984; Strehl, 2009).

Der sensomotorische Rhythmus

Eine Form dieser Rückmeldetechniken betrifft den SMR (sensomotorischer Rhythmus). Er umfasst das EEG-Frequenzband zwischen 12 und 15 Hz und wird über dem sensomotorischen Kortex abgeleitet. Elektrophysiologisch wird diese Aktivität als Ausdruck einer synchronisierten neuronalen Schleife zwischen dem ventrobasalen Kern des Thalamus und dem sensomotorischen Kortex interpretiert (Strehl, 2009).

Aufgrund der in tierexperimentellen Untersuchungen mehr oder weniger zufälligen Entdeckung, dass ein Training zur Verstärkung des SMR die Auftretenswahrscheinlichkeit medikamentös induzierter epileptischer Anfälle erniedrigt, wird angenommen, dass der SMR thalamo-kortikale Hemmprozesse bahnt, die ihrerseits zu einer Reduzierung der Anfallsbereitschaft bzw. Anhebung der Anfallsschwelle beitragen können (Sterman, 2000).

Auch klinische Studien, häufig Einzelfallanalysen, konnten in der Zwischenzeit die Wirksamkeit eines SMR-Trainings zur Senkung der Anfallsfrequenz bestätigen (Lubar et al., 1981).

Erfolgsraten

Eine Metaanalyse aus jüngster Zeit (Tan et al., 2009), die alle seit 1970 publizierten Studien zum EEG-Biofeedback berücksichtigt, kommt zu dem Schluss, dass ein SMR-Training bei ca. 80 % der Patienten mit pharmakoresistenten fokalen Epilepsien zu einer signifikanten Reduktion der Anfallshäufigkeit (d. h. mindestens 50 %) führt. Von Anfallsfreiheit wird allerdings nur bei ca. 5 % der Patienten berichtet. Anzumerken bleibt, dass von den 64 Arbeiten mit insgesamt 87 Patienten, die in die Analyse einbezogen waren, nur 10 den wissenschaftlichen Standards, die die Autoren gesetzt hatten, genügten (Tan et al., 2009). So konnten z. B. selten zweifelsfreie Plazebokontrollen oder Vergleiche mit anderen Interventionsformen bei randomisierter Zuweisung realisiert werden. Längerfristige Katamnesen, etwa im Abstand eines Jahres nach Beendigung der Therapie, werden nicht berichtet. Die hohen Rezidivraten gerade fokaler Epilepsien (Diener & Mayer, 1996) machen solche langfristigen Katamnesen aber zu einem dringenden Gebot, zumal Biofeedbackmethoden den therapeutischen Durchbruch bis heute leider nicht erreichen konnten und weiter das Etikett „experimentelle Methoden“ zugewiesen bekommen (Sterman, 2000).

Keine längerfristigen Katamnesen

Zukünftige Studien müssen zudem noch intensiver herausarbeiten, bei welchen Epilepsieformen Biofeedbackmethoden als ergänzende oder gar als alternative Behandlungsstrategie empfohlen werden können. Welche Patienten mit welchen Krankheitsmerkmalen besonders für diese Methoden geeignet sind, bedarf ebenfalls weiterer Klärung (Kotchoubey et al., 2001; Krämer, 2000). In diesem Zusammenhang muss an den beträchtlichen technischen und persönlichen Aufwand sowohl in stationärer wie ambulanter Betreuung gedacht werden (Strehl, 1998).

Bei der klinischen Anwendung kommen üblicherweise verschiedene Therapiedesigns zum Einsatz. Grundlegend sind A-B-(A)-Umkehrdesigns (Strehl, 2009). Hier bedeutet A die Basiserhebung (kein Training), B die therapeutische Intervention und A das Aussetzen der Intervention (kein Training). Ein Training könnte wie folgt gestaltet sein: Dem Patienten wird durch ein optisches Symbol (das auch beweglich sein kann) oder ein akustisches Signal die Präsenz des SMR rückgemeldet. Kann der SMR für einen bestimmten Zeitraum (z. B. 5 Sek.) aufrechterhalten werden, erfolgt eine Belohnung durch Punkte oder Tokens, die später gegen andere Verstärker eingetauscht werden können (Finley, 1977). Es sind auch andere Anordnungen mit zufälligem oder non-kontingentem Feedback denkbar oder solche, bei denen z. B. der SMR positiv verstärkt und langsamere Frequenzbänder „bestraft" werden (Reiter et al., 1987).

Generalisierung auf weitere neurokognitive und motorische Funktionen

Offensichtlich können die positiven Auswirkungen auf die Anfallsfrequenz auf weitere neurokognitive und motorische Funktionen generalisieren (Lantz & Sterman, 1988). Die sehr häufigen psychopathologischen Begleiterkrankungen bei Epilepsiekranken wie z. B. Depressionen oder Ängste lassen sich nach neueren Untersuchungen ebenfalls durch ein Biofeebacktraining lindern (Strehl, 1998; Uhlmann & Fröscher, 2001). Diese Effekte fördern allerdings die ohnehin unübersichtliche und durchaus auch interessengeleitete Diskussion um eine spezifische antiepileptische Wirksamkeit von Biofeeback-Trainings.

Biofeedback langsamer Potenziale

Neben dem SMR-Biofeedback wird auch dem Feedback langsamer Potenziale (Slow Cortical Potential: SCP) eine antiepileptische Wirksamkeit zugeschrieben (Rockstroh & Elbert, 1989). SCP-Signale, die im EEG mit hohen Zeitkonstanten (10 Hz) registrierbar sind, stellen ein Maß für die lokale „kortikale Erregbarkeit" dar. Sie repräsentieren neurophysiologisch Depolarisation in den apikalen Dendriten kortikaler Pyramidenzellen (Strehl, 2009). Steigende Negativierung der langsamen Hirnpotenziale korreliert mit dem Depolarisationsniveau und ist ein Signal für den Anstieg der „kortikalen Erregbarkeit". Umgekehrt bedeutet eine Positivierung, d. h. Unterdrückung der Negativierung, eine Reduktion der Erregbarkeit. Es wird angenommen, dass eine übersteigerte kortikale Negativierung auf eine Übererregbarkeit neuronaler Netzwerke hindeutet, die wiederum mit dem Auftreten epileptischer Anfälle signifikant korreliert (Birbaumer et al., 2007).

Während des Trainings werden dem Patienten SCP-Signale rückgemeldet mit dem Auftrag, diese mental oder gegebenenfalls durch andere Verhaltensstrategien zu beeinflussen. Die Aufgabe besteht darin, einen Wechsel in Richtung einer Positivierung (diskriminativer Stimulus B) oder Negativierung (diskriminativer Stimulus A) herbeizuführen. Im Gegensatz zum SMR-Training ist das Ziel eines SCP-Trainings, direkten Einfluss auf die

Regulierung von Erregung und Hemmung in neuronalen Netzwerken zu nehmen, unabhängig davon, in welchem Aktivierungsgrad sich das betroffenen epileptogene Areal befindet (Strehl, 1998). Die Fähigkeit, SCP-Kontrolle zu crwerben, ist allerdings individuell sehr unterschiedlich ausgeprägt. Dabei spielt das Alter, die vorbestehende antiepileptische Therapie und auch die Lokalisation des epileptischen Fokus eine wesentliche Rolle (Rocksroh & Elbert, 1989).

Folgende Therapieanordnung würde diesem Training genügen: Jeder Durchgang (Feedback) beginnt mit der gleichzeitigen Präsentation eines Buchstabens (A oder B) und einer kleinen Rakete (oder eines anderen Symbols: Auto, Flugzeug etc.) auf einem Monitor. Die Position der Rakete verändert sich in Abhängigkeit von der Veränderung des EEG-Potenzials. Eine Bewegung der Rakete nach rechts zeigt eine Veränderung der langsamen Potenziale in die erwünschte Richtung an. Bewegt sich die Rakete nach links, zeigt dies die entgegengesetzte Reaktion an (s. Abb. 9).

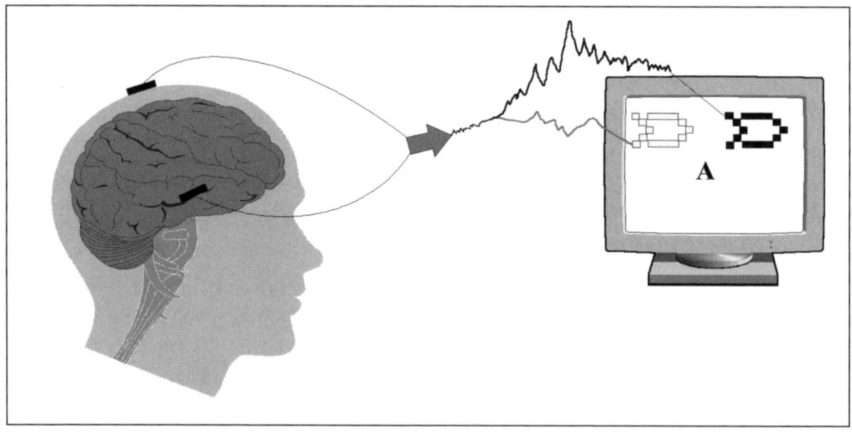

Abbildung 9:
Biofeedback langsamer Potenziale: mögliche Anordnung (Uhlmann & Fröscher, 2001)

Dem SCP-Biofeedback wird mittlerweile eine ähnliche anfallsreduzierende Wirkung zugeschrieben wie der SMR-Technik, die weltweit betrachtet wesentlich häufiger zum Einsatz gekommen ist (Tan et al., 2009).

Auch periphere Erregungsindikatoren wie der Hautwiderstand wurden in Biofeedback-Trainings eingesetzt. Hier wird von der Annahme ausgegangen, dass der Hautwiderstand, als ein Maß für die periphere „psycho-vegetative“ Aktivierung (peripheres Arousal), mit der kortikalen Aktivierung, gemessen durch CNV (Contingent Negativ Variation), invers korreliert (Nagi et al., 2004). Durch Reduzierung des Hautwiderstandes mittels Feedbacktechnik ist nach diesem Konzept eine Verringerung der kortikalen Erregbarkeit und folglich eine antiepileptische Wirkung möglich. Dieser periphere Biofeeback-Ansatz ist allerdings bisher nur in ganz wenigen Untersuchungen eingesetzt und auf Nachhaltigkeit geprüft worden (Nagai et al., 2004).

Die klinische Anwendung insbesondere der SCP-Technik wird zunehmend häufiger in ein ganzes Spektrum verhaltenstherapeutischer Interventionen integriert (Strehl, 1998; Strehl, 2009; Uhlmann & Fröscher, 2001; Koutchoubey et al., 2001). Hierzu gehören zum Beispiel Entspannungsverfahren, Desensibilisierungstechniken oder auch psychoedukative Techniken. Sie sollen letztlich den Effekt von Selbstkontrolle verstärken, der ja als eine entscheidende Wirkkomponente bei der Anwendung von Biofeebacktechniken angesehen wird (Strehl, 2009). Die Integration von Biofeedbacktechniken in ein umfassenderes therapeutisches Konzept zeugt einerseits von einem erweiterten Krankheitsverständnis, andererseits werden Zweifel an der spezifischen Wirksamkeit der Biofeedbacktechniken bestärkt (Kraft, 2005).

Integration in das Spektrum verhaltens-therapeutischer Interventionen

Auch neuere neurobiologische Untersuchungen bestärken diese Zweifel. Sie zeigen nämlich, dass epileptische Aktivität nicht nur auf ein gestörtes Verhältnis erregender bzw. hemmender neuronaler Prozesse zurückzuführen ist, sondern dass z. B. auch Gliazellen aktiv die Erregbarkeit lokaler Netzwerke modulieren (Köhling, 2009). Dies wiederum nährt die Vermutung, dass der SMR oder SCP nicht hinreichend die kortikalen Prozesse anzeigen, die letztlich epileptische Aktivität bahnen oder auslösen (Kirlangic, 2005). Der geringe Anteil von Patienten, bei dem durch Biofeedbacktechniken Anfallsfreiheit erzielt werden konnte, lässt sich ebenfalls in dieser Richtung deuten.

Anfallsfreiheit wird selten erzielt

Fazit

Eine Vielzahl empirischer Untersuchungen belegt die Wirksamkeit psychologischer Methoden und Techniken im Sinne von Anfallskontrolle. Dies gilt sowohl für klassische Methoden als auch für eher technisch orientierte im Sinne von Biofeedback. Vollständige Anfallkontrolle, d. h. Anfallsfreiheit, wird nur in ganz wenigen Fällen erreicht.

Die positiven Effekte auf die Anfallkontrolle im Sinne von Anfallsreduktion generalisieren auf verschiedenste Begleitstörungen wie Ängste, Depressionen etc. und tragen damit zu einer aktiven Krankheitsbewältigung bei, die Kernziel des Selbstkontrollkonzeptes ist.

Dennoch bleiben Zweifel insbesondere was die Nachhaltigkeit der berichteten Effekte betrifft. So sind langfristig (mehr als 2 Jahre nach Beginn einer Therapie) angelegte Katamnesen weder für klassische Methoden noch für Biofeedback bekannt.

Nur wenn psychologische Methoden und Therapieansätze langfristig zur Anfallkontrolle und damit zur Verbesserung der Lebensqualität beitragen, wird ihre Akzeptanz im Rahmen der weithin medikamentös geprägten antiepileptischen Therapie steigen.

Bis dato erfolgt der Einsatz von Biofeedbacktechniken vor allem bei fokalen Syndromen, wobei hier keine weiteren Differenzierungen vorgenommen werden. Es ist ungeklärt, ob diese Techniken auch bei generalisierten Epilepsiesyndromen zum Einsatz kommen sollen. Diese Unklarheiten betreffen in noch höherem Maße die Indikationsstellung im Kindes- und Jugendalter. Die wenigen Hinweise, dass auch kognitiv eingeschränkte oder behinderte Menschen von diesen Methoden profitieren können, sind nicht ausreichend, um sie auch für diesen Personenkreis vorbehaltlos empfehlen zu können.

Von Betroffenen muss ein hohes Maß an Motivation, Mitarbeit, und Disziplin erwartet werden, wodurch die Chancen, dass Biofeebacktechniken in die Routinetherapie Eingang finden, nicht gerade steigen. Der Einsatz muss also sorgfältig erwogen bzw. entsprechend vorbereitet werden.

Grundsätzlich gilt es zu bedenken, dass diese Techniken leider erst bei Therapieresistenz, sozusagen als Notnagel zum Einsatz kommen. Möglicherweise wäre die Chance, Anfallsfreiheit oder wenigstens Anfallskontrolle zu erreichen bei solchen Patienten höher, die auf eine medikamentöse Therapie ansprechen.

Trotz aller Kritik verweisen die psychologischen Therapieansätze auf wichtige klinische und wissenschaftliche Perspektiven, die sicherlich noch nicht ausgeschöpft sind. Auf jeden Fall sollten diese Therapieansätze auf ihr antiepileptisches Potenzial im Einzelfall geprüft werden. Wirksamkeit im Sinne der Bahnung eines aktiven Krankheitsverständnisses ist bei sorgfältiger Indikationsstellung in jedem Falle zu erwarten.

7.4 Ergänzende Therapien

Die Gruppe der Epilepsien ist wie oben ausgeführt, außerordentlich heterogen. In vielen Fällen ist der Anfall ein Symptom einer neurologischen Funktionsstörung, die vielfältige soziale und kognitiv-neuropsychologische Störungen nach sich ziehen kann (s. o.). Epilepsiekranke mit allgemeinen kognitiven Störungen bis hin zu geistiger Behinderung benötigen eine Förderung, die an ihrem Leistungsvermögen, ihren Fähigkeiten und Schwächen orientiert ist (Mayer, 2002).

Je nach individuellen Voraussetzungen können alle therapeutischen Maßnahmen zum Einsatz kommen, die auch bei Patienten *ohne* Epilepsie angewandt werden. Zu ihnen gehören z. B. neuropsychologisch orientierte

Therapien bei Gedächtnisstörungen (Helmstaedter et al., 2007; Hendriks, 2001; Thöne-Otto & Markowitsch, 2004) oder anderen Teilleistungsstörungen, für die es empirische Wirknachweise gibt (Kasten et al., 2002). Bereits bei der Therapieplanung gilt es zu bedenken, dass die Wirksamkeit neuropsychologisch orientierter Therapien oder Rehamaßnahmen von Risikofaktoren wie dem Grad der Anfallskontrolle, der Medikamentenlast, der inneren Krankheitsdynamik und nicht zuletzt von emotionalen und sozialen Ressourcen abhängig ist. Letztlich handelt es sich um die gleichen Risikofaktoren, die die neuropsychologischen Begleitstörungen bzw. die Plastizitätsressourcen determinieren (s. o.). Therapeutische Leitlinien sollten Konzepte sein, wie sie unter dem Begriff „comprehensive care" bekannt geworden sind (Pfäfflin et al., 2001).

8 Falldarstellungen

8.1 Fall 1

Frau P. ist 22 Jahre alt und leidet seit dem 12. Lebensjahr an einer Temporallappenepilepsie links mit komplex fokalen Anfällen, die mit einer abdominellen, angstbesetzten Aura beginnen und in ausgeprägten Angstzuständen münden. Während der Anfälle sucht sie wimmernd um Hilfe, ohne dass sie ihre Angst spezifizieren kann. Die Ätiologie der Erkrankung kann zunächst nicht geklärt werden, d. h. es wurde eine kryptogene fokale Epilepsie diagnostiziert. Die antiepileptische Therapie bewirkte über mehrere Jahre eine vergleichsweise stabile Anfallssituation. Dennoch verliert die Patientin postpubertär und vor allem nach dem Hauptschulabschluss jeglichen außerhäusigen Kontakt. Sie lebt ohne Ausbildung bei ihren Eltern und ist wegen starker Depressionen in psychiatrischer Behandlung. Gleichzeitig kommt es zu einer deutlichen Verschlechterung der Anfallssituation. Nach mehreren erfolglosen Therapieversuchen (CBZ, OXC, GVG, TPM, LTG, VPA) ist von Therapieresistenz auszugehen. Ein MRT hat die Ätiologie der Epilepsie mittlerweile geklärt, ihr liegt eine Dysplasie im anterioren Teil des linken, lateralen Temporallappens zugrunde. Darüber hinaus besteht eine Sklerose des linken Hippokampus. Das EEG zeigt ein linkshemisphärisches Anfallsmuster mit lateralem und frontotemporalem Schwerpunkt. Eine PET-Untersuchung weist in die gleiche Region (links-temporal-mesial, links-temporal-anterior, links-temporal-lateral). Der neuropsychologische Befund (im Rahmen der prächirurgischen Diagnostik) bestätigt Ergebnisse von Voruntersuchungen, die von einem unterdurchschnittlichen Intelligenzniveau berichten. Das Leistungsprofil ist durch verbale (VLMT) wie non-verbale Gedächtnisstörungen (DCS) geprägt. Störungen des Arbeitsgedächtnisses ließen sich nicht nachweisen. Interiktal konnten keine

Sprach- oder Sprechauffälligkeiten diagnostiziert werden. (Iktal kommt es zu einer Bewusstseinstrübung, die Patientin kann nicht sprechen, ist aber in der Lage einfache Instruktionen zu verstehen.) Die Aufmerksamkeitsfunktionen wie auch das mentale Tempo präsentieren sich deutlich unterdurchschnittlich. Der Verdacht auf erhebliche medikamentöse Nebenwirkungen kann im Rahmen der prächirurgischen neuropsychologischen Diagnostik (unter Medikamtenreduktion) bestätigt werden. Nach intensiven Beratungen konnte die Patientin wie ihre Eltern von der medikamentösen Therapieresistenz und der Indikation für einen epilepsiechirurgischen Eingriff überzeugt werden. Es erfolgte eine Resektion des linken Temporalpols sowie eine Amygdalohippokampektomie. Seit dem Eingriff ist die Patientin unter einer Monotherapie mit OXC und TPM anfallsfrei. Die postoperativen neuropsychologischen Befunde (nach einem bzw. zwei Jahren) bestätigen das präoperative neurokognitive und neuropsychologische Niveau. Es kann sogar von einem, wenn auch nicht signifikanten, Anstieg der IQ-Werte gesprochen werden. Die Gedächtnisstörungen bestehen trotz einer neuropsychologisch orientierten postoperativen Rehabilitation fort. Im Bereich des mentalen Tempos sowie bei Aufmerksamkeitsfunktionen sind allerdings signifikante Leistungsverbesserungen festzustellen, die mit der Reduktion der antiepileptischen Therapie in Zusammenhang gebracht werden müssen. Die soziale Lage der Patientin hat sich nicht grundlegend verändert. Nach wie vor lebt sie isoliert. Sie wirkt allerdings offener und selbstständiger. Das Ziel einer beruflichen Ausbildung ist nicht erreicht. Mehrfache Ausbildungsversuche scheiterten. Auch den Anforderungen einer zweijährigen Ausbildung im Rahmen eines Berufsbildungswerkes war die Patientin kognitiv wie sozial nicht gewachsen.

Fazit

Bei postoperativer Anfallsfreiheit bestehen die neurokognitiven bzw. neuropsychologischer Defizite fort und beschränken die beruflichen Möglichkeiten. Auch die soziale und emotionale Situation der Patientin hat sich nicht grundlegend verändert. Die unter den Bedingungen der Erkrankung erworbene soziale Kompetenz und emotionale Reife sind nicht ausreichend, um sich, nachdem Anfallsfreiheit erzielt worden ist, sozial und emotional zu verselbstständigen. Es fehlen Kompensationserfahrungen wie Erfolg und Akzeptanz.

8.2 Fall 2

Frau S., 22 Jahre alt, leidet seit ihrem 2. Lebensjahr unter einer generalisierten Epilepsie mit tonisch-klonischen Anfällen sowie atypischen Absencen, die allerdings bis zum Schuleintritt an Bedeutung verlieren. Prägend bleiben tonisch-klonische Anfälle, die sich bis zum 14. Lebensjahr als weitgehend therapieresistent erweisen. Seit dieser Zeit besteht unter einer Medikamentenkombination (Phenobarbital, Valproat und Brom) Anfallsfreiheit, die nur durch ein Rezidiv (aufgrund protrahierten Schlafmangels), das sich 2 Jahre später ereignete, unterbrochen wird. Die Ätiologie der Epilepsie ist weiterhin ungeklärt. Im MRT (2003) werden lediglich diskrete Ventrikelanomalien rechts sowie diskrete hyperintense Marklagerveränderungen beschrieben, auf die bereits 1995 hingewiesen worden ist. Der EEG-Befund zeigt keine hypersynchrone Aktivität. Es besteht lediglich eine leichte Allgemeinveränderung inform einer Alpha-Beta-Mischaktivität. Aufgrund einer unerträglichen Verlangsamung, die vor allem das schulische Lernen stark beeinträchtigt hat, wurde BR abgesetzt und VPA deutlich reduziert.

Nachdem Frau S. zunächst zwei Jahre eine Regelgrundschule besucht hatte, wurde sie auf eine Förderschule umgegliedert, was ihrem kognitiven Vermögen angemessen war (K-ABC: 78, 80, 78). Geprägt wurde das Leistungs- und Verhaltensbild durch eine deutliche allgemeine Verlangsamung. Mehrere Kontrolluntersuchungen in den nächsten Jahren belegen noch niedrigere IQ-Werte, was allerdings nicht als Verlust erworbener Funktionen interpretiert werden darf, sondern lediglich als nicht altersgerechter Zugewinn.

Sozial- und emotional zeigte Frau S. keine besonderen Verhaltensauffälligkeiten. Ihre soziale Kompetenz ist allerdings nicht altersgerecht entwickelt. Sie hat erhebliche Mühe, sich in altersentsprechende Gruppen zu integrieren. Der derzeitige neuropsychologische Befund verweist auf ein leicht unterdurchschnittliches kognitives Vermögen (WIE: HIQ 87, VIQ 77, GIQ 80), was bereits bei der Umgliederung auf die Förderschule beschrieben worden war. Die Profilbetrachtung zeigt die deutlichsten Einschränkungen im allgemeinen Verständnis sowie im rechnerischen Denken. Die Lern- wie Wiedererkennensleistung im VLMT sind altersgerecht, es besteht aber eine deutliche Inferenzneigung. Die non-verbalen Gedächtnisfunktionen (DCS) reichen grenzwertig an die Altersnorm heran. Frau S. spricht korrekte Mehrwortsätze, der Sprachfluss ist allerdings deutlich verlangsamt (COWA). Bei weitgehend unauffälligen Aufmerksamkeitsleistungen (TAP: Alertness, selektive und geteilte Aufmerksamkeit) besteht ein deutlich reduziertes Leistungstempo (d2). Parallel hierzu ist auch die mentale Geschwindigkeit deutlich eingeschränkt. Diese Einschränkungen haben sich unter der Medikamentenreduktion teilweise zurückgebildet, sind aber nach wie vor das größte Risiko für eine berufliche Ausbildung. Darüber hinaus findet Frau S. sozial keinen Anschluss und meidet zunehmend soziale Kontakte. Sie selbst bescheinigt sich ein hohes Maß an Unsicherheit und allgemeiner Angst. Gleichwohl strebt Frau S. eine Ausbildung im Bereich Hauswirtschaft oder Gastronomie an, was aber aufgrund der eingeschränkten kognitiven Möglichkeiten besonderer Ausbildungsbedingungen und Förderstrukturen bedarf wie sie nur ein Berufsbildungswerk bereitstellen kann. Frau S. hat in der Zwischenzeit eine zweijährige Ausbildung abgeschlossen und arbeitet als Hauswirtschaftshelferin. Sie ist weiter anfallsfrei.

Fazit
Die zunächst regelrecht verlaufende kognitive und soziale Entwicklung erfährt eine Verlangsamung, die durch die hohe Anzahl tonisch-klonischer Anfälle und die dadurch notwendige intensive antiepileptische Therapie mitbedingt ist. Es wird eine schulische Umgliederung notwendig. Im weiteren Verlauf kann unter Medikamentenreduktion Anfallsfreiheit und gleichzeitig eine günstigere Nebenwirkungssituation erreicht werden. Es kommt zu einer Leistungsprogression, die nach Abschluss der Förderschule eine berufliche Ausbildung an einem Berufsbildungswerk ermöglicht. Die Ausbildung hat Frau S. sozial und emotional verselbstständigt, so dass sie einen kleinen Haushalt führen kann.

9 Literatur

Aldenkamp, A. (2001). Cognitive side effects of antiepileptic drugs. In I. Jambaqué, M. Lassonde & O. Dulac (Eds.), *Neuropsychology of childhood epilepsy* (pp. 257–267). New York, NY: Kluwer Academic/Plenum Publishers.

Aldenkamp, A., Alpherts, W., Sandstedt, P., Blennow, G., Elmquist, D., Nilsson, H., Tonnby, W., Wahlander, L. & Wosse, E. (1989). Antiepileptic drug related cognitive complaints in seizure-free children with epilepsy before and after drug discontinuation. *Epilepsia, 39* (10), 1070–1074.

Aldenkamp, A. & Arends, J. (2004). Effects of epileptiform EEG discharges on cognitive function: Is the concept of „transient cognitive impairment" still valid? *Epilepsy and Behavior, 5,* 25–34.

Aldenkamp, P., de Krom, M. & Reijs, R. (2003). Newer antiepileptic drugs and cognitive issues. *Epilepsia, 44* (4), 21–29.

Alper, K., Devinsky, O., Perrine, K., Vasquez, B. & Luciano, D. (1993). Nonepileptic seizures and childhood sexual and physical abuse. *Neurology, 43,* 1950–1953.

Bacher, M. (2006). *Epilepsien.* Kork: Epilepsiezentrum-Eigendruck.

Bahrs, O. (1989). Empirische Daten zu Verbreitung, Verlauf und Erfolg der beruflichen Eingliederung bei Anfallskranken. In P. Wolf (Hrsg.), *Epilepsie 88* (S. 63–69). Reinbeck: Einhorn Presse Verlag.

Baker, G. (1997). Psychological responses to epilepsy. In C. Cull & L. Goldstein (Eds.), *The clinical psychologist's handbook of epilepsy* (pp. 96–112). London: Routledge.

Barkovich, A., Kuzniecky, R., Jackson, G., Guerrini, R. & Dobyns, W. (2001). Classification system for malformation of cortical development, *Neurology, 57,* 2168–2178.

Bauer, J. (2002). *Epilepsie – Nützliches zu Behandlung und Beratung.* Darmstadt: Steinkopff.

Beck-Managetta, G. (1992). Genetik und genetische Beratung. In H. Hopf, K. Poeck & H. Schliack (Hrsg.), *Neurologie in Praxis und Klinik, Band 1* (S. 3.57–3.63). Stuttgart: Thieme.

Beghi, M., Cornaggia, C., Frigeni, B. & Beghi, E. (2006). *Learning disorders in Epilepsy, 47* (2), 14–18.

Ben Menachem, E., Manon-Espaillat, R., Ristanovic, R. et al. (1994). Vagus nerve stimulation for treatment of partial seizures: 1. a controlled study of effect on seizures. *Epilepsia, 35,* 616–626.

Benbadis, S. & Allen Hauser, W. (2000). An estimate of the prevalence of psychogenic non-epileptic seizures. *Seizures, 9,* 280–281.

Benke, T., Köylü, B., Visani, P., Karner, E., Brenneis, C., Bartha, L., Trinka, E., Trieb, T., Felber, S., Bauer, G., Chemelli, A. & Willmes, K. (2006). Language lateralisation in temporal lobe epilepsy: a comparison between fMRI and the Wada Test. *Epilepsia, 47* (8), 1308–1319.

Benson, D. F. (1991). The Geschwind Syndrom. In D. Smith, D. Treiman & M. Trimble (Eds.), *Advances in Neurology, Vol. 55* (pp. 411–421). New York, NY: Raven Press.

Berent, S., Sackellares, J., Giordani, B., Wagner, J., Donofrio, P. & Abou-Kalil, B. (1987). Zonisamide and cognition: results from preliminary study. *Epilepsia, 28,* 61–67.

Berkovic, S. & Scheffer, I. (1999). Epilepsies with single gene inheritance. *Brain and Development, 19* (1), 13–18.

Besag, M. (2006). Cognitive and behavioral outcomes of epileptic syndromes: implications for education and clinical practice. *Epilepsia, 27* (2), 119–125.

Betts, T. (1998). *Epilepsy, psychiatry and learning difficulty*. London: Martin Dunitz Publishers.

Betts, T., Fox, C. & McCallum, R. (1995). Assessment of countermeasures used by people with epilepsy to attempt to control their own seizures. *Epilepsia, 36* (3), 130.

Beyenburg, S. & Schmidt, D. (2005). Epilepsiepatienten mit Angsterkrankungen. Erkennen und Behandeln. *Nervenarzt, 76,* 1077–1091.

Bing, R. (1932). *Lehrbuch der Nervenkrankheiten.* Berlin: Urban & Schwarzenberg.

Binnie, C. (1991). Methods of detecting transitory impairment during epileptiform EEG discharges. In W. Dodson, M. Kinsbourne & B. Hiltbrunner (Eds.), *The assessment of cognitive function in Epilepsy* (pp. 127–136). New York, NY: Demos-Publications.

Binnie, C. & Martson, D. (1992). Cognitive correlates of interictal discharges. *Epilepsia, 33* (6), 11–17.

Birbaumer, N., Dockery, C. & Strehl, U. (2007). Psychophysiological treatment of epilepsy. *Epileptologia 15,* 57–65.

Blankenhorn, V. (1992). Psychosoziale Aspekte. In A. Möller, W. Fröscher (Hrsg.), *Psychische Störungen bei Epilepsie* (S. 139–149). Stuttgart: Thieme.

Bleuler, E. (1918). *Lehrbuch der Psychiatrie* (2. Aufl.). Berlin: Springer.

Blumer, D. (1975). Temporal lobe epilepsy and its psychiatric significance. In D. Benson & D. Blumer (Eds.), *Psychiatric aspects of neurological disease* (pp. 151–170). New York, NY: Grune & Stratton.

Blumer, D. (1995). Personality disorders in epilepsy. In J. Ratey (Ed.), *Neuropsychiatry of personality disorders.* Cambridge: Blackwell Science.

Blumer, D. & Altshuler, L. (1997). Affective disorders. In J. Engel & T. Pedley (Eds.), *Epilepsy: A comprehensive textbook* (Vol. 2, pp. 2083–2099). Philadelphia: Lippincott – Raven Publishers.

Bootsma, H., Ricker, L., Diepman, L., Gehring, J., Hulsman, J., Lambrechts, D., Leenen, L., Majoie, H., Schellekens, A., de Krom, M. & Aldenkamp, A. (2008). Long-term effects of levetiracetam and topiramate in clinical practice: a head-to-head comparison. *Seizure, 17* (1), 29–26.

Briellmann, R., Torn-Broers, Y., Jackson, G. & Berkovic, S. (2001). Seizures in family members of patients with hippocampussclerosis. *Neurology, 57* (10), 1800–1804.

Brodie, M. (2005). Response to antiepileptic drug therapy: winners and losers. *Epilepsia, 46* (10), 31–32.

Bruer, J. (1997). Education and the brain: a bridge too far. *Educational Researcher, 26* (8), 4–16.

Brunner, M. & Jokeit, H. (2007). Aufmerksamkeitsstörungen und Epilepsie – Prävalenz von Symptomen einer Aufmerksamkeits-/Hyperaktivitätsstörung bei Kindern und Erwachsenen mit Epilepsie. *Epileptologie, 24,* 113–124.

Bulteau, C., Jambaqué, I., Viguier, D., Kieffer, V., Dellatolas, G. & Dulac, O. (2000). Epileptic syndromes, cognitive assessment and school placement: a study of 251 children. *Developmental Medicine and Child Neurology, 42* (5), 319–327.

Butler, C., Bhaduri, A., Acosta-Cabronero, J., Nestor, P., Kapur, N., Graham, K., Hodges, J. & Zeman, A. (2009). Transient epileptic amnesia: a regional brain atropy and its relationship to memory deficits. *Brain, 132,* 357–368.

Butler, C. & Zeman, A. (2008). Recent insights into the impairment of memory in epilepsy: transient epileptic amnesia, accelerated long-term forgetting and remote memory impairment. *Brain, 131,* 2243–2263.

Camfield, S. & Camfield, P. (2007). Long-term social outcomes for children with Epilepsy. *Epilepsia, 48* (9), 3–5.

Christensen, J., Vestergaard, M., Mortensen, P., Sidenius, P. & Agerbo, E. (2007). Epilepsy and risk of suicide: a population-based case – control study. *Lancet Neurology, 6* (8), 693– 698.

Colby, C. (1991). The neuroanatomy and neurophysiology of attention. *Journal of Child Psychology, 6,* 90–118.

Commission on classification and terminology of the International League against Epilepsy (1989). Proposal for revised classification of epilepsies and epileptic syndromes. *Epilepsia, 30,* 389–399.

Coppola, G., Verotti, A., Resicato, G., Ferrarelli, S., Auricchio, A., Operto, F. & Pancotto, A. (2008). Topiramate in children and adolescents with epilepsy and mental retardation: a prospective study on behaviour and cognitive effects. *Epilepsy and Behavior, 12,* 253–256.

Cramer, J., Fisher, R., Ben-Menachem, E., French, J. & Mattson, R. (1999.) New antiepileptic drugs: a comparison of key clinic trials. *Epilepsia, 40,* 590–600.

Dahl, J., Melin, L., Broson, L. & Scholin, J. (1985). Effects of broad spectrum behavioural medicine treatment program on children with refractory epileptic seizures. *Epilepsia, 25* (5), 303–309.

Deonna, T. & Roulet-Perez, E. (2005). *Cognitive and behavioural disorders of epileptic origin in children.* London: Mc Keith Press.

Derfuß, R. (2007). *Multidimensionale Persönlichkeitserfassung bei Patienten mit psychogenen nichtepileptischen Anfällen.* Dissertation Universität Bonn, Medizinische Fakultät.

Devinsky, O. (2003). Psychiatric comorbidity in patients with epilepsy: Implications for diagnosis and treatment. *Epilepsy and Behavior, 4,* 2–10.

Diener, W. & Mayer, H. (1996). *Epilepsiesyndrome des Kindes- und Jugendalters.* München: Zuckschwerdt.

Dodrill, C. (1975). Effects of sultiame upon intellectual, neuropsychological, and social functioning abilities among adult epileptic: comparison with diphenylhhydantoin. *Epilepsia, 16* (4), 617–625.

Dodrill, C., Arnett, J. & Hayes, A. (1999). Cognitive abilities and adjustement with gabapentin: results of a multisite study. *Epilepsy Research, 35,* 109–121.
Dodrill, C. & Batzel, L. (1986). Interictal behavioral features of patients with epilepsy. *Epilepsia, 27* (2), 64–76.
Doose, H. (1998). *Epilepsien im Kindes- und Jugendalter* (11. Aufl.). Hamburg: Desitin Arzneimittel GmbH.
Drane, D. & Meador, K. (2002). Cognitive and behavioral effects of antiepileptic drugs. *Epilepsy and Behavior, 3* (5), 49–53.
Dreifuss, F. (1989). Other drugs – Bromides. In R. Levy, R. Mattson, B. Meldrum, J. Penry & F. Dreifuss (Eds.), *Antiepileptic drugs* (pp. 677–680). New York, NY: Raven.
Dugbartey, A., Rosenbaum, J., Sanchez, P. & Townes, B. (1999). Neuropsychological assessment of executive functions. *Seminars in Clinical Neuropsychiatry, 4* (1), 5–12.
Dulac, O. (2001). Mechanisms, classifications and management of seizures and epilepsies. In I. Jambaqué, M. Lassonde & O. Dulac (Eds.), *Neuropsychology of childhood epilepsy* (p. 11) New York, NY: Kluwer Academic/Plenum Publishers.
Duncan, J. (2005). Brain imaging in idiopathic generalized epilepsies. *Epilepsia, 46* (9), 108–111.
Durand, G., Kovalchuk, Y. & Konnerth, A. (1996). Long-term potentiation and functional synapse induction in develping hippocampus. *Nature, 2,* 38171–75.
Echenne, B., Cheminal, R., Rouberti, A. & Rivier, F. (2001). Are idiopathic generalized epilepsies of childhood really benign? *Epileptic Disorders, 3* (2), 67–72.
Ekinci, O., Titus, J., Rodopman, A., Berkem, M. & Trevathan, E. (2008). Depression and anxiety in children and adolescents with epilepsy: prevalence, risk factors, and treatment. *Epilepsy and Behavior, 14* (1), 8–18.
Elger, C. & Hefner, G. (1992). Epilepsiechirurgie und psychische Störungen. In A. Möller & W. Fröscher (Hrsg.), *Psychische Störungen bei Epilepsie* (S. 131–138). Stuttgart: Thieme.
Engel, J. Jr. (1993). Overview: who should be considered a surgical candidate? In J. Engel Jr. (Ed.), *Surgical treatment of the epilepsies* (2nd ed.). New York, NY : Raven Press.
Ernst, J. (2000). Seltene nicht epileptische Anfälle im Kindesalter. In M. Millner (Hrsg.), *Aktuelle Neuropädiatrie 1999* (S. 160–164). Nürnberg: Novartis Pharma Verlag.
Ernst, J. & Steinhoff, B. (2008). *Vademecum antiepilepticum – Pharmakotherapie der Epilepsien* (19. Aufl.). Hamburg: Desitin Arzneimittel GmbH.
Esser, G. (1995). Umschriebene Entwicklungsstörungen. In F. Petermann (Hrsg.). *Lehrbuch der klinischen Kinderpsychologie* (S. 267–285). Göttingen: Hogrefe.
Fenwick, P. (1992). Antiepileptic drugs and their psychotropic effects. *Epilepsia, 33* (6), 33–36.
Fenwick, P. & Brown, S. (1989) Evoked and psychogenic seizures: I. precipitation. *Acta Neurologica Scandinavica, 80,* 541–547.
Finley, W. (1977). Operant conditioning of the EEG in two patients with epilepsy: Methodological and clinical considerations. *Pavlovian Journal of Biological Science, 12* (2), 93–111.
Fojtikova, D., Brazdil, M., Horky, J., Mikl, M., Kuba, R., Krupa, B. & Rektor, I. (2006). Magnetic resonance spectroscopy of the thalamus in patients with typical absence epilepsy. *Seizure, 15,* 533–540.
Fombonne, E. (2003). Epidemiology surveys of autism and other pervasive developmental disorders: an update. *Journal of Autism and Developmental Disorders, Pediatric Research, 33* (4), 365–382.
Franzoni, E., Garone, C., Sarajlija, J., Gualdini, S., Malaspina, E., Cecconi, E., Moscano, F. & Marchiani, V. (2006). Open prospective study on oxcarbazepine in epilepsy in children: a priliminary report. *Seizure, 15* (5), 292–298.

Fraser, R. & Chaplin, E. (2001). Effective vocational rehabilitation intervention. In M. Pfäfflin, R. Fraser, R. Thorbecke, U. Specht & P. Wolf (Eds.), *Comprehensive care for people with epilepsy* (pp.127–136). London: John Libbey.

Frings, L., Wagner, K., Quiske, A., Unterrainer, J., Schwarzwald, R., Spreer, J., Halsband, U. & Schulze-Bonhage, A. (2006). Precuneus is involved in allocentric spatial location encoding and recognition. *Experimental Brain Research, 173* (4), 661–672.

Fuerst, D., Shah, J., Shah, A. & Watson, C. (2003). Hippokampal sclerosis is a progressive disorder: a longitudinal volumetric MRI study. *Annuals of Neurology, 53* (3), 413–416.

Gaitatzis, A., Trimble, M. & Sander, J. (2004). The psychiatric comorbidity of epilepsy. *Acta Neurologica Scandinavia, 110* (4), 207–220.

Ganner, H. (1968). Zur Frage der Wesensänderung bei Epilepsie. *Wiener klinische Wochenschrift, 80,* 357–360.

Geller, E. (2002). Vagus Nerve stimulation for the treatment of medically intractable Epilepsy. In O. Devinsky & L. Westbrook (Eds.), *Epilepsy and developmental disabilities* (pp. 353–359). Boston: Botterworth & Heinemann.

Gerber, P., Hamiwka, L., Conolly, M. & Farrell, K. (2000). Factors associated with behavioural and cognitive abnormalities in children receiving topiramate. *Pediatric Neurology, 22,* 200–2003.

Geschwind, N. (1979). Behavioral changes in temporal lobe epilepsy. *Psychological Medicine, 9,* 217–219.

Gleissner, U. (2004). Psychologische Abklärung im Kindesalter. In W. Fröscher, F. Vassella & A. Hufnagel (Hrsg.), *Die Epilepsien* (S. 414–419). Stuttgart: Schattauer.

Gleissner, U., Kuczaty, S., Clusmanm, H., Elger, C. & Helmstaedter, C. (2008). Neuropsychological results in pediatric patients with epilepsy surgery in the patietal cortex. *Epilepsia, 49* (4), 700–704.

Gleissner, U., Sassen, R., Lendt, M., Clusmann, H., Elger, C. & Helmstaeter C. (2002) Pre- and postoperative verbal memory in paediatric patients with temporal lobe epilepsy. *Epilepsy Research, 51* (3), 287–296.

Glosser, G., Salvucci, A. & Chiaravalloti, N. (2003). Naming and recognizing famous faces in temporal lobe epilepsy. *Neurology, 61* (1), 81–86.

Goldstein, L. (1997). Psychological control of seizures. In C. Cull & L. Goldstein (Eds.), *The clinical psychologist's handbook of epilepsy* (pp. 113–129). London: Routledge.

Goldstein, M. A. & Harden, C. L. (2000). Epilepsy and anxiety. *Epilepsy and Behavior, 1,* 228–234.

Gomer, B., Wagner, K., Frings, L., Saar, J., Carius, A., Härle, M., Steinhoff, B. & Schulze-Bonhage, A. (2007). The influence of antiepileptic drugs on cognition: a comparision of levetiracetam with topiramate. *Epilepsy and Behavior, 10* (3), 486–494.

Gross-Selbeck, G., Wegener, A., Benkel-Herrenbrück, I. & Schmitz, N. (2004). Das EEG bei idiopathischen fokalen Epilepsien – wann behandeln? *Zeitschrift für Epileptologie, 17,* 90–102.

Hannah, J. & Brodie, M. (1998). Epilepsy and learning disabilities – a challenge for the next millennium. *Seizure, 7,* 3–13.

Harbord, M. (2000). Significant anticonvulsant side-effects in children and adolescents. *Journal of Clinical Neuroscience, 7* (3), 213–216.

Haverkamp, F., Kuczaty, S. & Mayer, H. (2001). Interiktale epilepsietypische EEG-Aktivität – Risiko für transitorische oder permanente kognitive Einbußen? *Monatsschrift für Kinderheilkunde, 149,* 1168–1173.

Heinen, G. & Schmidt-Schönbein, C. (1999). *Selbstkontrolle epileptischer Anfälle.* Lengerich: Pabst Science Publishers.

Helmstaedter, C. (2000). Neuropsychologie bei Epilepsie. In W. Sturm, M. Herrmannn & C. Wallesch (Hrsg.), *Lehrbuch der klinischen Neuropsychologie* (S. 571–580). Lisse: Swets & Zeitlinger.

Helmstaedter, C. (2004). Neuropsychological aspects of epilepsy surgery. *Epilepsy and Behavior, 5,* 45–55.

Helmstaedter, C., Elger, C. & Lendt, M. (1994). Postictal courses of cognitive deficits in focal epilepsies. *Epilepsia, 35* (5), 1073–1078.

Helmstaedter, C., Kurthen, M., Linke, D. & Elger, C. (1997). Patterns of language dominance in focal left and right hemisphere epilepsies: relation to MRI findings, EEG, sex, and age at onset of epilepsy. *Brain and Cognition, 33* (2), 135–150.

Helmstaedter, C., Kurthen, M., Lux, S., Reuber, M. & Elger, C. (2003). Chronic epilepsy and cognition: A longitudinal study in temporal lobe epilepsy. *Annals of Neurology, 54* (4), 425–432.

Helmstaedter, C. & Lendt, M. (2001). Neuropsychological outcome of temporal and extratemporal lobe resections in children. In I. Jambaqué, M. Lassonde, O. Dulac (Eds.), *Neuropsychology of childhood epilepsy* (pp. 215–227). New York, NY: Kluwer Academic/ Plenum Publishers.

Helmstaedter, C., Lendt, M. & Lux, S. (2001). *Verbaler Lern- und Merkfähigkeitstest.* Göttingen: Hogrefe.

Helmstaedter, C., Loer, B., Wohlfahrt, R., Hammen, A., Saar, J., Steinhoff, B., Quiske, A. & Schulze-Bonhage, A. (2007). The effects of cognitive rehabilitation on memeory outcome after temporal lobe epilepsy. *Epilepsy and Behavior, 12,* 402–409.

Helmstaedter, C., Pohl, C., Hufnagel, A. & Elger, C. (1991). Visual learning deficits in nonresected patients with right temporal lobe epilepsy. *Cortex, 27* (4), 547–555.

Hendriks, M. (2001). Neuropsychological compensatory strategies for memory deficits in patients with epilepsy. In M. Pfäfflin, R. Fraser, R. Thorbecke, U. Specht & P. Wolf (Eds.), *Comprehensive care for people with epilepsy* (pp. 87–94). London: John Libbey & Company Limited.

Hermann, B., Seidenberg, M., Schoenfeld, J. & Davies, K. (1997). Neuropsychological charakteristics of the syndrome of mesial temoral lobe epilepsy. *Neurology, 53* (6), 369–376.

Hermann, B. & Whitman, S. (1986). Psychopathology in epilepsy: a multietiological model. In S. Whitman & B. Hermann (Eds.), *Psychopathology in epilepsy: social dimensions.* New York, NY: Oxford University Press.

Hernandez, M., Sauerwein, H., de Guise, E., Lortie, A., Jambaqué, I., Dulac, O. & Lassonde, M. (2001). Neuropsychology of Frontal Lobe Epilepsy in Children. In I. Jambaqué, M. Lassonde & O. Dulac (Eds.), *Neuropsychology of childhood epilepsy* (pp. 103–111). New York, NY: Kluwer Academic/Plenum Publishers.

Herranz, J., Armija, J. &Arteaga, R. (1988). Clinical effects of phenobarbital, primidone, phenytoin, carbamazepine and valproat during monotherapy in children. *Epilepsia, 29,* 794–804.

Heubrock, D. & Petermann, F. (2000). *Lehrbuch der klinischen Kinderneuropsychologie* (Kap. 6). Göttingen: Horgefe.

Hoffmann, H. (1859). *Beobachtungen und Erfahrungen über Seelenstörungen und Epilepsie.* Frankfurt: Klein.

Holmes, G. L. (1991). Do seizures cause brain damage? *Epilepsia, 32* (5), 14–28.

Holmes, G.L. (2001). Pathogenesis of learning disabilities in epilepsy. *Epilepsia, 42* (1), 13–15.

Holmes, G. L. (2002). Childhood-specific epilepsies accompanied by developmental disabilities: causes and effects. In O. Devinsky & L. Westbrook (Eds.), *Epilepsy and developmental disabilities* (pp. 23–32). Boston: Botterworth & Heinemann.

Hoppe, C., Elger, C. & Helmstaedter, C. (2007). Long-term memory impairment in patients with focal epilepsy. *Epilepsia, 48* (9), 26–29.

Hunger, J. (1992) Persönlichkeitsstörungen bei Epilepsie. In A. Möller & W. Fröscher (Hrsg.), *Psychische Störungen bei Epilepsie* (S. 58–69). Stuttgart: Thieme.

Huppertz, H., Quiske, A. & Schulze-Bonhage, A. (2001). Cognitive impairments due to add-on therapy with topiramate. *Nervenarzt, 72* (4), 275–280.

Jambaqué, I. (2001). Neuropsychology of temporal lobe epilepsy in children. In I. Jambaqué, M. Lassonde & O. Dulac (Eds.), *Neuropsychology of childhood epilepsy* (pp. 75–102). New York, NY: Kluwer Academic/Plenum Publishers.

Janz, D. (1981). Epilepsien. In H. Hopf, K. Poeck & H. Schlack (Hrsg.), *Neurologie in Klinik und Praxis,* Bd. 2 (6.0–6.5). Stuttgart: Thieme.

Jones, J., Austin, J., Caplan, R., Dunn, D., Plioplys, S. & Salpekar, J. (2008). Psychiatric disorders in children and adolescents who have epilepsy. *Pediatrics in Review, 29* (2), 9–14.

Kang, H., Eun, B., Wu Lee, C. & The Korean pediatric topiramate study group (2007). The effects on cognitive function and behavioural problems of topramate compared to carbamazepine as monotherapy for children with benign rolandic epilepsy. *Epilepsia, 48* (9), 1716–1723.

Kasten, E., Schmidt, G. & Eder, R. (2002). *Effektive neuropsychologische Behandlungsmethoden.* Bonn: Deutscher Psychologen-Verlag.

Kellinghaus, C., Loddenkemper, T., Wyllie, E., Najm, I., Gupta, A. et al. (2006). Vorschlag für eine neue patientenorientierte Epilepsieklassifikation. *Zeitschrift für Epileptologie, 19,* 276–285.

Kennard, M. (1936). Age and other factors in motor recovery from precentral lesions in monkey. *American Journal of Physiology, 115,* 138–146.

Ketter, T., Post, R. & Theodore, M. (1999). Positive and negative psychiatric effects of antiepileptic drugs in patients with seizure disorders. *Neurology, 53* (2), 53–67.

Kirlangic, M. (2005). *EEG-biofeedback and epilepsy: concept, methodology and tools for (neuron-)therapy planning and objective evaluation.* Dissertation Universität Ilmenau, Fakultät für Informatik und Automatisierung.

Kluger, G. & Noterdaeme, M. (2002). Epilepsie/epilepsietypische Veränderungen und Autismus: Co-Inzidenz, Epiphänomen oder Kausalität? In F. Aksu (Hrsg.), *Aktuelle Neuropädiatrie 2001* (S. 452–460). Nürnberg: Novartis-Pharma-Verlag.

Köhler, G. (1992). Epileptische Psychosen. In A. Möller & W. Fröscher (Hrsg.), *Psychische Störungen bei Epilepsie* (S. 70–88). Stuttgart: Thieme.

Köhling, R. (2009). Entstehungsmechanismen der Epilepsie – unkonventionelle Hypothesen. *Zeitschrift für Epileptologie, 21* (4), 171–179.

Kolb, B. (1999). Synaptic plasticity and the organisation of behaviour after early and late brain injury. *Canadian Journal of Experimental Psychology, 53* (1), 62–75.

Kotchoubey, B., Strehl, U., Uhlmann, C., Holzapfel, S., König, M., Fröscher, W., Blankenhorn, V. & Birbaumer, N. (2001). Modification of slow cortical potentials in patients with refractory epilepsy: a controlled outcome study. *Epilepsia, 42* (3), 406–416.

Kraft, U. (2005). Lenke deinen Geist. *Gehirn & Geist, 9,* 12–19.

Krämer, G. (1998). *Epilepsien im höheren Lebensalter – Klinik und Besonderheiten der Pharmakotherapie.* Stuttgart: Thieme.

Krämer, G. (2000). *Epilepsie: Anworten auf die häufigsten Fragen.* Stuttgart: Thieme.

Krämer, G. (2004). *Die wichtigsten Nebenwirkungen von Medikamenten gegen Anfälle, 1–4.* Zürich: Epi-Info.

Kraepelin, E. (1893). *Lehrbuch der Psychiatrie* (4. Aufl.). Leipzig: Abel.

Krause, K. & Krause, J. (2000). Ist die Gabe von Methylphenidat bei Komorbidität von Epilepsie und Aufmerksamkeitsdefizit-/Hyperaktivitätsstörung kontraindiziert oder nicht? *Aktuelle Neurologie, 27,* 72–76.

Krishnamoorthy, E. S. (2001). Psychiatric issues in epilepsy. *Current Opinion in Neurology, 14,* 217–224.

Krishnamoorthy, E., Trimble, M. & Blumer, D. (2003). Klassifikation neuropsychiatrischer Störungen bei Epilepsien. Ein Vorschlag der „Sub-Commission on classification of the ILAE-Commission on epilepsy and psychobiology". Übers. von M. Schöndienst. *Zeitschrift für Epileptologie, 16* (1), 62–66.

Kröber, H. (1980). *Schizophrenieähnliche Psychosen bei Epilepsie.* Bielefeld: Kleine.

Kruse, R. (1978). Die Kombination hysterischer und epileptischer Anfälle im Kindes- und Jugendalter. In H. Doose & G. Groß-Selbeck (Hrsg.), *Epilepsie 1978* (S. 112–127). Stuttgart: Thieme.

Kurthen, M. (1993). The determination of cerebral speech dominance with the intracarotid amobarbital test. *Fortschritte der Neurolologie – Psychiatrie, 61* (3), 77–89.

Kurthen, M. (2005). Prächirurgische Diagnostik und chirurgische Behandlung extratemporaler Epilepsien. *Neuronews, 2005,* 16–18.

Kurthen, M., Helmstaedter, C., Linke D., Hufnagel, A., Elger C. & Schramm, J. (1994). Quantitative and qualitative evaluation of patterns of cerebral language dominance: an amobarbital study. *Brain and Language, 46,* 536–564.

Kwan, K. & Brodie, M. (2000). Early identification olfactory epilepsy. *The New England Journal of Medicine, 3, 342,* 314–319.

Kwan, K. & Brodie, M. (2001). Neuropsychological effects of epilepsy and antiepileptic drugs. *The Lancet, 375* (20), 216–222.

Lah, S., Grayson, S., Lee, T. & Miller, L. (2004). Memory for the past after temporal lobectomy: impact of epilepsy and cognitive variables. *Neuropsychologia, 42,* 1666–1679.

Lantz, D. & Sterman, M. (1988). Neuropsychological assessment of subjects with uncontrolled epilepsy: Effects of EEG feedback training. *Epilepsia, 29* (2), 163–171.

Lennox, W. G. & Lennox, M. A. (1960). *Epilepsy and related disorders.* Boston: Little Brown.

Levison, P. (2007). The autism-epilepsy connection, *Epilepsia, 48* (9), 33–35.

Lezak, M. (1991). Assessing cognitive function in patients with epilepsy. In W. Dodson, M. Kinsbourne & B. Hiltbrunner (Eds.), *The assessment of cognitive function in Epilepsy* (pp. 155–163). New York, NY: Demos-Publications.

Liske, E. & Forster, F. (1963). Clinical evaluation of the anticonvulsant effects of sultiame. *Journal of New Drugs, 3,* 32–36.

Liu, R., Lemieux, L., Bell, G., Sisldya, S., Bartlett, P., Shorvon, I., Sander, J. & Duncan, J. (2005). Cerebral damage in epilepsy: a population-based longitudinal quantitative MRI study. *Epilepsia, 46* (9), 1482–1492.

Logsdail, S. & Toone, B. (1988). Post-ictal psychoses: A clinical and phenomenological description. *British Journal of Psychiatry, 152,* 246–252.

Lubar, J., Shabsin, H., Natelson, S., Holder, G., Whitsett, S., Pamplin, W. & Krulikowski, D. (1981). EEG operant conditioning in intractable epilepsies. *Archives in Neurology, 38* (11), 700–704.

Luchelli, F. (2003). Cognitive development and frontal lobe. In A. Beaumanoir, F. Andermann, P. Chauvel, L. Mira & B. Zifkin (Eds.), *Frontal lobe seizures in children* (pp. 11–18). Montrouge: John Libbey Eurotext.

Lüders, H., Engel, J. (Jr.) & Munari, C. (Eds.). (1993). *Surgical treatment of the epilepsies* (pp. 137–153). New York, NY: Raven Press.

Lüders, H. & Nochtar, S. (1995). *Atlas und Video epileptischer Anfälle und Syndrome.* Wehr: Ciba-Geigy Verlag.

Lutz, M. & Helmstaedter, C. (2005). EpiTrack: tracking cognitive side effects of medication on attention and executive functions in patients with epilepsy. *Epilepsy and Behaviour, 7* (4), 708–714.

Manchanda, R., Schaefer, B., McLachlan, R., Blume, W. T., Wiebe, S., Girvin, J. P., Parrent, A. & Derry, P. A. (1996). Psychiatric disorders in candidates for surgery for epilepsy. *Journal of Neurology, Neurosurgery and Psychiatry, 61,* 82–89.

Mandelbaum, D., Bunch, M., Kugler, S., Venkatasubramanian, A. & Wollack, J. (2005). Broad-spectrum efficiacy of zonisamide at 12 months in children with intractable epilepsy. *Journal of Child Neurology, 20* (7), 594–597.

Marcangelo, M. & Ovsiew, F. (2007). Psychiatric aspects of epilepsy. *The Psychiatric Clinics of North America, 30* (4), 781–802.

Martin, A. & Rief, R. (Hrsg.). (2009). *Wie wirksam ist Biofeedback? Eine therapeutische Methode.* Bern: Huber.

Matsuura, M., Yasunori, O., Masaaki, K., Akinori, K., Rumiko, K., Humio, K., Takashi, N., Tsunekatsu, H. & Naoshi, H. (2003). A multicenter study on the prevalence of psychiatric disorders among new referrals for epilepsy in Japan. *Epilepsia, 44* (1), 107–14.

Matthes, A. & Schneble, H. J. (1992). *Epilepsien.* Stuttgart: Thieme.

Matthews, W. & Barabas, G. (1982). Emotional concomitants of childhood epilepsy. *Epilepsia, 23,* 671–681.

Mattson, R. (1992). Drug treatment of uncontrolled seizures. *Epilepsy Research, 5,* 29–35.

Mayer, H. (1989). *Neuropsychologische Nebenwirkungen antiepileptischer Therapie.* Regensburg: Roderer.

Mayer, H. (1996). Epilepsie: Theoretische und praktische Aspekte eines Syndroms aus psychologischer Perspektive. In H.-P. Michels (Hrsg.), *Chronisch kranke Kinder und Jugendliche* (S. 229–249). Tübingen: dgvt.

Mayer, H. (1997a). Psychische und neuropsychologische Nebenwirkungen der antiepileptischen Bromtherapie. In W. Diener (Hrsg.), *Das älteste moderne Antiepileptikum: Kaliumbromid* (S. 72–82). Offenburg: Davidis.

Mayer, H. (1997b). Können Nebenwirkungen der antiepileptischen Therapie Teilleistungsstörungen oder Wahrnehmungsstörungen verursachen? *Epilepsie-Blätter, 10, 20,* 2–4.

Mayer, H. (1998). Erleben und Verhalten bei Epilepsie. In A. Stark (Hrsg.), *Leben mit chronischer Erkrankung des Zentralnervensystems* (S. 75–85). Tübingen: dgvt.

Mayer, H. (1999). Teilleistungsstörungen bei Kindern und Jugendlichen mit Epilepsie. Anmerkungen zu einem (neuro-)psychologischen Konstrukt. *Epilepsieblätter,* 21–31.

Mayer, H. (2002). Neuropsychologische Therapie im Kindes- und Jugendalter. In E. Kasten, G. Schmidt & R. Eder (Hrsg.), *Effektive neuropsychologische Behandlungsmethoden* (S. 400–422). Bonn: Dt. Psychologen-Verlag.

Mayer, H. (2003). Epilepsie und ihr Einfluss auf das Gedächtnis bei Kindern. *Zeitschrift für Epileptologie, 16* (1), 104–105.

Mayer, H. (2007a). The importance of neuropsychological side effects of antiepileptic treatment for the quality of life in epileptic children and adolescents. *Revista SNPCAR, 10* (4), 20–27.

Mayer, H. (2007b). Neuropsychologische Befunde bei symptomatisch fokalen Epilepsien. In D. Karch & J. Pietz (Hrsg.), *Aktuelle Neuropädiatrie 2006* (S. 126–137). Nürnberg: Novartis-Verlag.

Mayer, H. & Christ, W. (1997). Schulische Integration epilepsiekranker Kinder und Jugendlicher. In S. Gaugel & G. Kerkhoff (Hrsg.), *Fallbuch der klinischen Neuropsychologie* (S. 217–227). Göttingen: Hogrefe.

Mayer, H. & Diener, W. (1995) Verhaltensnebenwirkungen von Antiepileptika 1. Wahl bei Kindern und Jugendlichen. In U. Heinemann (Hrsg.), *Epilepsie 94* (S. 307–312). Berlin: Deutsche Sektion der internationalen Liga gegen Epilepsie.

Maytal, J. & Shinnar, S. (1989). Febrile status epilepticus. *Pediatrics, 86* (4), 611–616.

McCarthy G., Blamire A., Rothman D. et al. (1993). Echo-planar magnetic resonance imaging studies of frontal cortex activation during word generation in humans. *Proceedings of the National Academy of Sciences, US, 90,* 4952–4956.

Meador, K. (2008). Cognitive effects of Levetiracetam versus topiramate. *Epilepsy Currents, 8* (3), 64–65.

Meador, K., Loring, D., Hulihan, J., Kamin, M. & Karim, R. (2003). Differential cognitive and behavioral effects of topiramate and valproate. *Neurology, 60* (9), 1483–1488.

Meencke, H. & Janz, D. (1984). Neuropathological findings in primary generalized epilepsy: a study of eight cases. *Epilepsia, 25,* 8–21.

Meletti, S., Benuzz, F., Bubboli, G. Cantalupo, G., Stanzani, M., Nichelli, P. & Tassinari, C. (2003). Impaired facial emotion recognition in early onset right mesial temporal lobe epilepsy. *Neurology, 60* (3), 462–431.

Mendez, M. F. (1996). Disorders of mood and affect in epilepsy. In J. Sackellares & S. Berent (Eds.), *Psychological disturbances in epilepsy* (pp. 125–141). Newton: Butterworth-Heinemann.

Merlis, J. (1970). Proposal for an international classification of epilepsies. *Epilepsia, 11* (1), 114–119.

Metz-Lutz, M. (2001). Transitory cognitive disorders and learning impairment. In I. Jambaqué, M. Lassonde & O. Dulac (Eds.), *Neuropsychology of childhood epilepsy* (pp. 159–169). New York, NY: Kluwer Academic/Plenum Publishers.

Mirsky, A., Duncan, C. & Levav, M. (2001). Neuropsychological studies in idiopathic generalized epilepsy. In I. Jambaqué, M. Lassonde & O. Dulac (Eds.), *Neuropsychology of childhood epilepsy* (pp. 295–305). New York, NY: Kluwer Academic/Plenum Publishers.

Mittan, R. (1986) Fear of seizures. In S. Whitman & B. Hermann (Eds.), *Psychopathology in epilepsy* (pp. 90–121). New York, NY: Oxford University Press.

Mohamed, K., Appleton, R. & Rosenbloom, L. (2000). Efficacy and tolerability of topiramate in childhood and adolescence epilepsy: a clinical experience. *Seizure, 9,* 137–141.

Mombour, W. (1992.) Aggressivität. In A. Möller, W. Fröscher (Hrsg.), *Psychische Störungen bei Epilepsie* (S. 41–46). Stuttgart: Thieme.

Moreland, E., Griesemer, D. & Holden, K. (1999). Topiramate for intractable childhood epilepsy. *Seizure, 8,* 38–40.

Mula, M., Trimble, M. & Lhatoo, S. (2003). Psychiatric adverse events during levetiracetam therapy. *Neurology, 61,* 704–706.

Müller, B. (1995). Past and current directions in the development of specific behavioural countermeasures for seizure inhibition. *Epilepsia, 36* (3), 130.

Nadkarni, S., Arnedo, V. & Devinsky, O. (2007). Psychosis in epileptic patients. *Epilepsia, 48* (9), 17–19.

Nagi, Y., Goldstein, L., Fenwick, P. & Trimble, M. (2004). Clinical efficiacy of galvanic skin response biofeedback training in reducing seizures in adult epilepsy: a preliminary randomizes controlled study. *Epilepsy and Behavior, 5* (2), 212–223.

Neubauer, B. & Hahn, A. (2004). Genetik, Molekulargenetik und genetische Beratung in der pädiatrischen Epileptologie. *Neuropädiatrie, 3,* 48–54.
Neville, B. (1999). Reversible disability associated with Epilepsy. *Brain and Development, 21,* 82–85.
Owczarek, K. & Jedrzejczak, J. (2001). Patients with coexistent psychogenic, pseudoepileptic and epileptic seizures: a psychological profile. *Seizure, 10,* 566–569.
Oxbury, S. (1997). Neuropsychological Evaluation in Children. In J. Engel, T. Pedley (Eds.), *Epilepsy: A Comprehensive Textbook* (pp. 989–999). Philadelphia: Lippincott-Raven Publishers.
Park, S., Hwang, Y., Lee, H., Suh, C., Kwon, S. & Lee, B. (2008). Long-term cognitive and mood effects of zonisamide monotherapy in epilepsy. *Epilepsy and Behavior, 12* (1), 102–108.
Parnas, J., Gram, L. & Flachs, H. (1980). Psychopharmacological aspects of antiepileptic treatment. *Progress in Neurobiology, 15,* 119–139.
Peters, U. (1978). Der Epileptiker in seiner Familie. *Fortschritte Neurologie-Psychiatrie, 46,* 633–659
Peters, U. (1993). Zur Psychopathologie der Epilepsie. In G. Nissen (Hrsg.), *Anfallskrankheiten aus interdisziplinärer Sicht* (S. 133–139). Bern: Huber.
Pfäfflin, M., Fraser, R., Thorbecke, R., Specht, U. & Wolf, P. (2001). *Comprehensive care for people with epilepsy.* Eastleigh: John Libbey and Company, Limited.
Poggel, D. (2002) Behandlung von Aufmerksamkeitsstörungen. In E. Kasten, G. Schmidt & R. Eder (Hrsg.), *Effektive neuropsychologische Behandlungsmethoden* (S. 67–99). Bonn: Dt. Psychologen-Verlag.
Posner, K. & Boies, S. J. (1971). Components of attention. *Psychological Review, 78,* 391–308.
Pritchard, P., Holstrom, V. & Giacinto, J. (1985). Self abatement of complex partial seizures. *Annals of Neurology, 18* (2), 265–270.
Prosiegel, M. (1988). Psychopathologische Symptome und Syndrome bei erworbenen Hirnschädigungen. In D. v. Cramon & J. Ziehl (Hrsg.), *Neuropsychologische Rehabilitation* (S. 57–80). Berlin: Springer.
Pryse-Phillips, W. & Jeavons, P. (1970). Effects of carbamazepine on the electroencephalographic and ward behavior of patients with chronic epilepsy. *Epilepsia, 11,* 263–273.
Puskarich, C., Whitman, S., Dell, J., Hughes, J., Rosen, A. & Hermann, B. (1992). Controlled examination of progressive relaxation training of seizure reduction. *Epilepsia, 33* (4), 675–680.
Quiske, A., Helmstaedter, C., Lux, S. & Elger, C. (2000). Depression in patients with temporal lobe epilepsy is related to mesial temporal sclerosis. *Epilepsy Research, 39* (2), 121–125.
Quiske, A., Schulze-Bonhage, A., Juengling, F., Zentner, J. & Klisch, J. (2003). Selective or superselective Wada Test for Postoperative Memory Prediction? *Klinische Neuroradiologie, 13,* 45–48.
Ramaratnam, S., Baker, G. & Goldstein, L. (2008). Psychological treatments for epilepsy. *Cochrane Database of Systematic Reviews, 4* (2), 1–31.
Rating, D. (2000). Treatment in typical and atypical rolandic epilepsy. *Epileptic Disorders, 50* (3), 277–282.
Raymond, A., Fish, D., Sisodiya, S., Alsanjari, N., Stevens, J. & Shorvon, S. (1995). Abnormalities of gyration, heterotopias, tuberous sclerosis, focal cortical dysplasia, microdysgenesis, dysempryoplastic neuroepthelial tumor and dysgenesis of the archicortex in epilepsy: clinical, EEG and neuroimaging features in 100 adult patients. *Brain, 118,* 629–660.

Reiter, J., Andrews, D. & Janis, C. (1987). *Taking control of your epilepsy: a workbook for patients and professionals.* Santa Rosa: Basics Publishing Company.

Reuber, M. & Bauer, J. (2003). Psychogene nicht epileptische Anfälle. *Deutsches Ärzteblatt, 100* (30), 2013–2018.

Reuber, M., Pukrop, R., Bauer, J., Derfuss, R. & Elger, C. (2004). Multidimensional assessment of personality in patients with psychogenic non-epileptic seizures, *Journal of Neurology, Neurosurgery, and Psychiatry, 75* (5), 743–748.

Rho, J. & Sankar, R. (1999). The pharmacologic basis of antiepileptic action. *Epilepsia, 40* (11), 1471–1483.

Rivinius, T. (1982). Psychiatric effects of anticonvulsant regimens. *Journal of Clinical Psychopharmacology, 2/3,* 165–192.

Rockstroh, B. & Elbert, T. (1989). Einsatzmöglichkeit klinisch-psychologischer Verfahren in der Behandlung von Epilepsien. In W. Fröscher (Hrsg.), *Aspekte der Epilepsie-Therapie* (S. 11–21). Wien: Ueberreuter Wissenschaft.

Rodenburg, R. Meijer, A., Dekovic, M. & Aldenkamp, A. (2005). Familiy factors and psychopathology in children with epilepsy: a literature review. *Epilepsy and Behavior, 6* (4), 488–503.

Rodenburg, R., Meijer, A., Dekovic, M. & Aldenkamp, A. (2007). Parents of children with enduring epilepsy: predictors of parenting stress and parenting. *Epilepsy and Behavior, 11,* 197–207.

Rovan, J. (2002). Nonepileptic seizures. In O. Devinsky & L. Westbrook (Eds.), *Epilepsy and developmental disabilities* (pp. 175–186). Boston: Botterworth & Heinemann.

Sanchez-Carpintero, R. & Neville, G. (2003). Attentional ability in children with epilepsy. *Epilepsia, 44* (10), 1340–1349.

Sander, J. (1993). Some aspects of prognosis in the epilepsies. *Epilepsia, 34* (6), 1007–1016.

Sander, T., Neubauer, B. & Steinlein, O. (1998). Genetik der Epilepsie. *Medgen, 10,* 383–386.

Schachter, S. (2002). The role of new antiepileptic therapies. In O. Devinsky & L. Westbrook (Eds.), *Epilepsy and developmental disabilities* (pp. 295–305). Boston: Botterworth & Heinemann.

Scharfman, H. (2007). The neurobiology of epilepsy. *Current Neurology and Neuroscience reports, 7* (4), 348–354.

Schmitz, B. (2002). Depressive disorders in epilepsy. In M. Trimble & B. Schmitz (Eds.), *Seizures, affective disorders and anticonvulsant drugs* (pp. 19–34). Guilford: Clarius Press Ltd.

Schmitz, E., Robertson, M. & Trimble, M. (1999). Depression and schizophrenia in epilepsy: Social and biological risk factors. *Epilepsy Research, 35,* 59–68.

Schneble, H. J. (1989). *Krankheit der ungezählten Namen.* Bern: Huber.

Schneble, H. J. (1997). Warum gibt es therapieschwierige Eplepsien? *mta, 12* (5), 332–339.

Schneble, H. J. (2000). Nicht epileptische Anfälle: Definitionen und Abgrenzungen unter besonderer Berücksichtigung kardiovaskulärer und psychogener Anfälle. In M. Millner (Hrsg.), *Aktuelle Neuropädiatrie 1999* (S. 149–159). Nürnberg: Novartis Pharma Verlag.

Schneble, H. J. (2005) *Epilepsie.* München: Beck.

Schneider, W. (1989). Möglichkeit der frühen Vorhersage von Leseleistungen im Grundschulalter. *Zeitschrift für pädagogische Psychologie, 3* (2), 157–168.

Schulze-Bonhage, A. (2005.). Der Stellenwert des EEG und die Bedeutung des epileptischen Fokus. *Neuronews,* 5–7.

Schwartz, J. M. & Marsh, L. (2000). The psychiatric perspectives of epilepsy. *Psychosomatics, 41,* 31–38.

Scoville, W. & Milner, B. (1957). Loss of recent memory after bilateral hippocampus lesions. *Journal of Neurology, Neurosurgery and Psychiatry, 20* (1), 11–21.

Seidenberg, M., Hermann, B. P. & Noe, A. (1996). Depression in temporal lobe epilepsy: A possible role for associated frontal lobe dysfunction? In J. C. Sackellares & S. Berent (Eds.), *Psychological disturbances in epilepsy* (pp. 143–157). Newton: Butterworth-Heinemann.

Smalley, S. (1998). Autism and tuberous sclerosis. Journal of *Autism and Developmental Disorders, 28* (5), 407–414.

Smith, P. & Darlington, C. (1998). Neural mechanisms of psychiatric disturbances in patients with epilepsy. In H. McConnell & P. Snyder (Eds.), *Psychiatric comorbidity in epilepsy: Basic mechanisms, diagnosis, and treatment* (pp. 15 – 35). Washington: American Psychiatric Press, Inc.

Spencer, E. & Harding, G. (2003). Examining visual field defects in the pediatric population expose to vigabatrine. *Documenta ophthalmologica, 107* (3), 281–287.

Spreer, J., Arnold, S., Quiske, A. et al. (2002). Determination of hemisphere dominance for language: comparison of frontal and temporal fMRI activation with intracarotid amytal testing. *Neuroradiology, 44,* 467–474.

Staudt, M., Grodd, W., Gerloff, C., Erb, M., Stitz, J. & Krägeloh-Mann, I. (2002). Two types of ipsilateral reorganisation in congenital hemiparesis: a TMS and fMRT study. *Brain, 125,* 2222–2237.

Stefan, H. (1995). *Epilepsien – Diagnose und Behandlung.* London: Chapman and Hall.

Stefan, H., Schulze-Bonhage, A., Pauli, E., Platsch, G., Quiske, A., Buchfelder, M. & Romstock, J. (2004). Ictal pleasant sensations: cerebral localization and Lateralization. *Epilepsia, 45* (1), 35–40.

Stein, D., Brailowski, S. & Will, B. (2000). *Brain-Repair – Das Selbstheilungspotential des Gehirns.* Stuttgart: Thieme.

Steinhoff, B. (1988). *Zur antiepileptischen Therapie mit Bromiden.* Inauguraldissertation, Universität Heidelberg.

Sterman, M. (1984). The role of sensorimotor rhythmic EEG-activity in the etiology and treatment of generalized motor seizures. In T. Elbert, B. Rockstroh, W. Lutzenberger & N. Birbaumer (Eds.), *Self regulation of the brain and behavior* (pp. 95–106). Berlin: Springer.

Sterman, M. (2000). Basic concepts and clinical findings in the threatment of seizures disorders with EEG operant conditioning. *Clinical Electroencephalography, 31* (1), 45–55.

Stevens, J. R. (1996). Psychiatric implication of psychomotor epilepsy. *Archives of General Psychiatry, 14,* 461–71.

Stiles, J. (2000). Neural plasticity and cognitive development. *Developmental Neuropsychology, 18* (2), 237–272.

Strehl, U. (1998). *Epilepsie und Verhalten – Entwicklung und Prüfung eines psychophysiologischen Behandlungsprogramms zur Selbstkontrolle epileptischer Anfälle.* Lengerich: Pabst Science Publishers.

Strehl, U. (2009). Epilepsie. In A. Martin & W. Rief (Hrsg.), *Wie wirksam ist Biofeedback?* (S. 235–243). Bern: Huber.

Sulzbacher, S., Farwell, J., Temkin, N., Lu, A. & Hirtz, D. (1999). Late cognitive Effects of early treatment with phenobarbital. *Clinical Pediatrics, 38* (7), 387–394.

Sutula, T. (2001). Plasticity and intractable epilepsy. In J. Engel (Jr.), P. Schwartzkroin, S. Moshé & D. Lowenstein (Eds.), *Brain plasticitiy and epilepsy* (pp. 355–386). San Diego: Academic Press.

Swann, J., Lee, Ch., Smith, K. & Hrachovy, R. A. (2000). Developmental neuroplasticity and epilepsy. *Epilepsia, 41* (8), 1078–1079.
Swinkels, W., Duijsens, I. & Spinhoven, P. (2003). Personality disorder traits in patients with epilepsy. *Seizure, 12* (8), 587–594.
Tan, G., Thornby, J., Hammond, D., Strehl, U., Canady, B., Arnemann, K. & Kaiser, D. (2009). Meta-analysis of EEG biofeedback in treating epilepsy. *Clinical EEG and Neuroscience, 40* (3), 173–179.
Tellenbach, H. (1965). Epilepsie als Anfallsleiden und als Psychose (über alternative Psychosen paranoider Prägung bei „forcierter Normalisierung" (Landolt) des Elektroenzephalogramms Epileptischer). *Nervenarzt, 36,* 190–202.
Tharp, B. (2004). Epileptic encephalopathies and their relationship to developmental disorders: do spikes cause autism. *Mental Retardation and Developmental Disabilities Research Reviews, 10* (2), 132–134.
Thompson, P. & Duncan, J. (2005). Cognitive decline in severe intractable epilepsy. *Epilepsia, 46* (11), 1780–1787.
Thöne-Otto, A. & Markowitsch, H. J. (2004). *Gedächtnisstörungen nach Hirnschäden.* Göttingen: Hogrefe.
Tonini, C., Beghi, E. & Berg, A. (2004). Predictors of epilepsy surgery outcome: a meta-analysis. *Epilepsy Research, 62,* 75–87.
Trimble, M. (1991). *Psychoses of epilepsy.* New York, NY: Raven.
Trimble, M. R. & Schmitz, B. (1997). The psychoses of epilepsy/schizophrenia. In J. Engel & T. A. Pedley (Eds.), *Epilepsy: A comprehensive textbook* (Vol. 2, pp. 2071–2081). Philadelphia: Lippincott – Raven Publishers.
Tsopelas, N., Saintfort, R. & Fricchione, G. (2001). The relationship of psychiatric illnesses and seizures. *Current Psychiatry Reports, 3,* 235–242.
Tuchman, R. (2002). *Epilepsy in autism. Lancet Neurology, 1* (6), 352–358.
Tuchman, R. (2006). Autism and epilepsy: what has regression got to do with it? *Epilepsy Currents, 6* (4), 107–111.
Tzitiridou, M., Panou, T., Ramantani, G., Kambas, A., Spyroglou, K. & Panteliadid, C. (2005). Oxcarbazepine monotherapy in benign childhood epilepsy with centrotemporal spikes: a clinical and cognitive evaluation. *Epilepsy and Behavior, 7* (3), 458–467.
Uhlmann, C. & Fröscher, W. (2001). Biofeedback treatment in patients with refractory epilepsy: changes in depression and control orientation. *Seizure, 10,* 34–38.
Vallarta, J., Bell, D. & Reichert, A. (1974). Progressive encephalopathy due to chronic hydantoin intoxication. *American Journal of Diseases of Children, 128,* 27–34.
van Elst, L. (2002). Aggression and epilepsy. In M. Trimble & B. Schmitz (Eds.), *The neuropsychiatry of epilepsy* (pp. 81– 06). Cambridge: Cambridge University Press.
Vargha-Khadem, F. & Mishkin, M. (1997). Speech and language outcome after hemispherectomy in childhood. In I. Tuxhorn, H. Holthausen & H. Boenigk (Eds.), *Paediatric epilepsy syndromes and their surgical treatment* (pp. 774–784). London: Libbey.
Vazquez, B. & Devinsky, O. (2003). Epilepsy and anxiety. *Epilepsy and Behavior, 4* (4), 20–25.
Vingerhoets, G. (2006). Cognitive effects of seizures. *Seizure, 15* (4), 221–226.
Wada, J. & Rasmussen, T. (1960). Intracarotid injection of sodium amytal for the lateralization of cerebral speech dominance: Experimental and clinical observations. *Journal of Neurosurgery, 17,* 266–282.
Wagner, K., Frings, L., Quiske, A., Unterrainer, J., Schwarzwald, R., Spreer, J., Halsband, U. & Schulze-Bonhage, A. (2005). The reliability of fMRT activations in the medial temporal lobes in a verbal episodic memory task. *Neuroimage, 15* (28), 122–131.

Wheeless, J. & Maggio, V. (2002). Vagus nerve stimulation therapy in patients younger than 18 years. *Neurology, 59,* 21–25.

Wieser, H. (1991). Anterior cerebral artery amobarbital test. In H. Lüders (Ed.), *Epilepsy surgery* (pp. 515–523). New York: Raven Press.

Wieser, H. (2004). Die Behandlung der Epilepsien und verhaltensneurologische Aspekte. *Schweizer Archiv für Neurologie und Psychiatrie, 155* (8), 386–398.

Wieser, H. & Jallon, P. (2002). Epilepsie. In K. Hess & A. Steck (Hrsg.), *Neurologie-Kompendium* (S. 183–224). Bern: Huber.

Wild, J., Ahn, H., Baulac, M, Bursztyn, J., Chiron, C., Gandolfo, E., Safran, A., Schiefer, U. & Perucca, E. (2007). Vigabatrin and epilepsy: lessons learned. *Epilepsia, 48* (7), 1318–1327.

Wilson, W., Bladin, P. & Saling, M. (2007). The burden of normality: a framework for rehabilitation after epilepsy surgery. *Epilepsia, 48* (9), 13–16.

Wirrell, E., Sherman, E., Vanmastrigt, R. & Hamiwka, L. (2008). Deterioration in cognitive function in children with benign epilepsy of childhood with central temporal spikes treated with sultiam. *Journal of Child Neurology, 23* (1), 14–21.

Wohlrabe, G., Rinnert, S. Bettendorf, U., Fischbach, H., Heinen, G., Klein, P., Kluger, G., Jakob, K., Rahn, D., Winter, R. & Pfäfflin, M. (2007). FAMOSES: a modular educational program for children with epilepsy and their parents. *Epilepsy and Behavior, 10* (1), 44–48.

Wolf, P. (1980). Zur Kritik des Begriffs schizophrenieähnliche Psychose bei Epilepsie. In P. Wolf & G. Köhler (Hrsg.), *Psychopathologische und pathogenetische Probleme psychotischer Syndrome bei Epilepsie* (S. 67–89). Bern: Huber.

Wolf, P. (1990). Acute behavioral symptomatology at disappearance of epileptiform EEG. Abnormality: paradoxical of „forced“ normalisation. In D. Smith & D. Treiman (Eds.), *Neurobehavior Problems in Epilepsy* (pp. 123–133). New York, NY: Raven.

Wolfersdorf, M. & Fröscher, W. (1987). Suizid bei Epilepsiepatienten. *Fortschritte Neurologie-Psychiatrie, 55,* 294–298.

Wong, M. (2005). Modulation of dendritic spines in epilepsy: cellular mechanisms and functional implications. *Epilepsy and Behavior, 7* (4), 569–577.

Wong, M. (2008). Mechanisms of epileptogenesis in tuberous sclerosis complex and related malformations of cortical development with abnormal glioneural proliferation. *Epilepsia, 49* (1), 8–21.

Yanai, J. & Bergman, A. (1981). Neuronal deficits after neonatal exposure to phenobarbital. *Experimental Neurology, 73* (1), 199–208.

Yardi, N. (2001). Yoga for control of epilepsy. *Seizure, 10,* 7–12.

Zaret, R. S. & Cohen, R. A. (1986). Reversible valproic acid-induced dementia: a case report. *Epilepsia, 27* (3), 234–240.

Zatorre, R. (1989). Perceptual asymmetry on the dichotic fused word test and cerebral speech lateralisation determined by the carotid sodium amytal test. *Neuropsychologia, 27* (10), 1207–1219.

Zeman, A., Boniface, S. & Hodges, J. (1998). Transient epileptic amnesia: a description of the clinical and neuropsychological features in 10 cases and a review of the literature. *Journal of Neurology, Neurosurgery and Psychiatry, 64,* 435–443.

Ziegler, G., Erba, G., Holden, L. & Dennison, H. (2000). The coordinated psychosocial and neurologic care of children with seizures and their families. *Epilepsia, 41* (6), 732–743.

10 Anhang

Glossar

Absence	Vorwiegend bei Kindern und Jugendlichen vorkommender generalisierter Anfall mit dem Kernsymptom einer Bewusstseinsunterbrechung (von meist kurzer Dauer: 5–10 Sek. und hoher Wiederholungstendenz)
Anfallssemiologie	Klinisches Bild eines Anfalls
Apikaler Dendrit	Von „Pyramidenzellen" ausgehender Dendrit, reicht vertikal bis in die äussere Schicht des Kortex, wird überwiegend von Nervenzellen des Kortex kontaktiert (Gegensatz basaler Dendrit)
Apoptose	Genetisch gesteuertes Zellsterben
Crowding-Effekt	Funktionale Schwächung eines Hirnareals durch „Überlastung" (aufgrund der Verlagerung einer Funktion nach einer Hirnschädigung in ein nicht geschädigtes Areal)
Doose-Syndrom	Nach deutschem Kinderarzt benanntes Epilepsiesyndrom (myoklonisch-astatische Epilepsie)
Dysgenesie	Anlagestörung des Gehirns
Dysplasie	Fehlbildung
Epileptogenität	Potenzial von Gehirngewebe, epileptische Aktivität zu generieren
Glutamaminerge Transmission	Neuronaler Prozess, der durch glutaminerge Transmitter gesteuert wird
Hyperekplexsie	Abnorme Schreckreaktion auf externe Reize, wie z. B. Gräusche (nicht epileptisch)
Hypersynchrone Aktivität	Epileptiforme EEG-Muster (z. B. Spike-Wave-Ausbrüche)
Hyperventilationssyndrom	Rasche und tiefe Atmung, die epileptische Anfälle (v. a. Absencen) auslösen kann
Idiosynkratisch	Überempfindlich

Inhärente Plastizitätsressourcen	Angeborene Plastizität, die den normalen wie gestörten Hirnentwicklungsprozess begleitet
Kataplexie	Affektiver Tonusverlust von kurzer Dauer (meist Sekunden) mit Sturz ohne Bewusstseinsverlust (nicht epileptisch)
Klonischer Anfall	Von raschen Muskelzuckungen begleiteter Anfall
Marklager	Zentrale weiße Substanz, enthält im Wesentlichen Nervenfasern, die der Kommunikation der Nervenzellen untereinander dienen, sowie Gliazellen
Moosfasersprossung	(Unmyelinisierte) Axone der Körnerzellen des Gyrus dentatus
Narkolepsie	Tagesmüdigkeit, Schlafzwang (nicht epileptisch)
Paroxsysmale Bewegungsstörung	Z. B. schlagartig einsetzende Choreoathetose (nicht epileptisch)
Paroxysmale Depolarisation	Abbau der Ruhespannung von Neuronen, leitet deren elektrische Aktitvität ein
PET	Positronen-Emissions-Tomographie (bildgebendes Verfahren)
Proliferation	Hirnentwicklungsstufe, auf der die Zellbildung erfolgt
Propagation	Ausbreitung, Fortleitung epileptischer Entladungen
Psychotrop	Verhalten und Erleben beeinflussend
Respiratorischer Affektkrampf	Durch Wut, Ärger, Trotz etc. ausgelöster, nicht epileptischer Anfall bei Kleinkindern mit Atemanhalten
Retentionsrate	Häufigkeit, mit der ein Medikament weiter verabreicht wird (Gegensatz: Abbruchrate)
Rezidivrate	Häufigkeit eines Rückfalls (z. B. nach Anfallsfreiheit)
Rolandische Epilepsie	Altersgebundene idiopathisch-fokale Epilepsie mit meist gutartigem Verlauf

Somnabulismus	Schlafwandeln bei Kindern, meist bei Bewusstseinstrübung
SPECT	Single Photon Emission Computed Tomography (bildgebendes Verfahren auf der Grundlage von Protonenstrahlen)
Synkope	Plötzlich einsetzende, kurz andauernde Bewusstlosigkeit, die von posturalem Tonusverlust begleitet ist
Temporalpol	Anteriorer Teil des Temporallappens
Videodoppelbildaufzeichnung	Videoaufzeichnung von Verhalten und EEG mit paralleler Darstellung auf einem Monitor

Fortschritte der Neuropsychologie

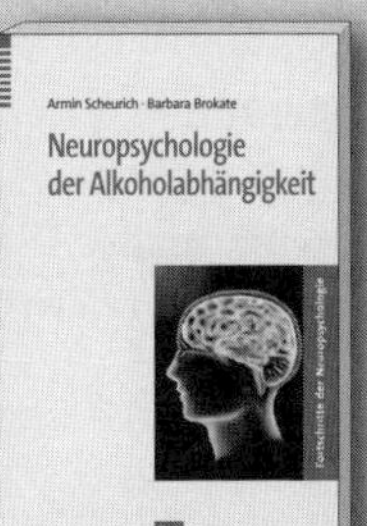

Armin Scheurich
Barbara Brokate

Neuropsychologie der Alkoholabhängigkeit

Band 8: 2009, VIII/104 Seiten,
€ 22,95 / sFr. 38,90
(Im Reihenabonnement
€ 15,95 / sFr. 26,80)
ISBN 978-3-8017-2056-8

Der Band richtet sich an alle, die alkoholabhängige Patienten untersuchen oder behandeln. Dargestellt werden nicht nur die Diagnosekriterien, sondern auch die psychotherapeutischen und pharmakotherapeutischen Behandlungsoptionen. Praxisnah und informativ werden das neuropsychologische Defizitprofil, die neuropsychologische Untersuchung, die Testverfahren und neuropsychologischen Therapieoptionen beschrieben.

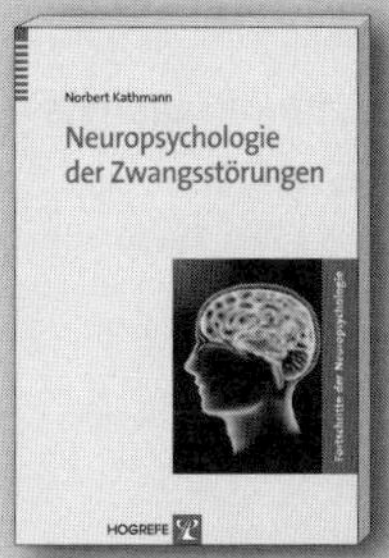

Norbert Kathmann

Neuropsychologie der Zwangsstörungen

Band 7: 2008, VI/100 Seiten,
€ 22,95 / sFr. 38,90
(Im Reihenabonnement
€ 15,95 / sFr. 26,80)
ISBN 978-3-8017-1733-9

Dieser Band führt in die wichtigsten neuropsychologischen Befunde zur Zwangsstörung ein. Aktuelle experimentelle Studien zu den zentralen Funktionsbereichen werden referiert und diskutiert. Auf diesem Hintergrund werden diagnostische Prozeduren und Interventionsverfahren vorgestellt. Therapeuten finden praktische Hilfestellungen für diagnostische und therapeutische Entscheidungen und erhalten Anregungen für kritisches Abwägen von Handlungsalternativen.

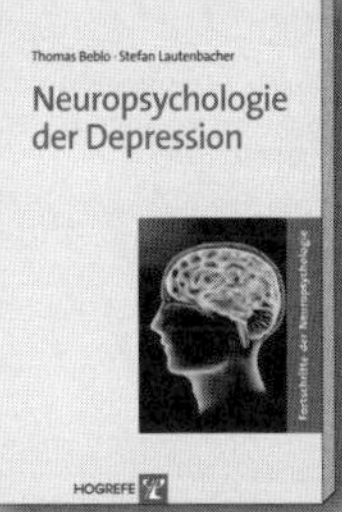

Thomas Beblo
Stefan Lautenbacher

Neuropsychologie der Depression

Band 6: 2006, VI/80 Seiten,
€ 22,95 / sFr. 36,90
(Im Reihenabonnement
€ 15,95 / sFr. 25,80)
ISBN 978-3-8017-1662-2

Zu den Kernsymptomen der Depression gehören neben der veränderten Stimmung, den Verhaltensauffälligkeiten und den körperlichen Symptomen auch Beeinträchtigungen geistiger Funktionen wie Aufmerksamkeit und Gedächtnis. Diese neuropsychologischen Störungen beeinträchtigen das soziale Leben der Betroffenen und führen nicht selten zur Arbeitsunfähigkeit. Dieser Band stellt das diagnostische Vorgehen sowie therapeutische Konsequenzen dar und diskutiert die neurobiologischen Grundlagen depressiver Störungen.

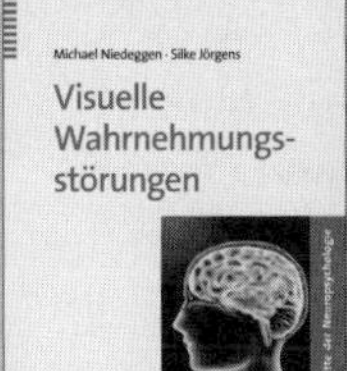

Michael Niedeggen · Silke Jörgens

Visuelle Wahrnehmungsstörungen

Band 5: 2005, X/117 Seiten,
€ 19,95 / sFr. 34,90
(Im Reihenabonnement
€ 15,95 / sFr. 28,50)
ISBN 978-3-8017-1736-0

Das Buch bietet eine Übersicht über Beeinträchtigungen visueller Fähigkeiten nach Hirnschädigung. Neben den basalen Beeinträchtigungen der Sehfunktionen und den Gesichtsfeldeinschränkungen werden vor allem die Einbußen in den höheren visuellen Wahrnehmungsleistungen behandelt, z.B. die Störungen der Objekt-, Raum- oder Bewegungsverarbeitung. Der Schwerpunkt liegt auf der Darstellung des diagnostischen Prozesses. Für jedes Störungsbild werden die Möglichkeiten zur therapeutischen Intervention detailliert aufgezeigt.

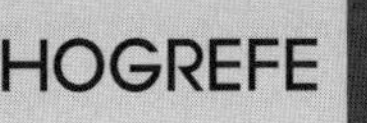

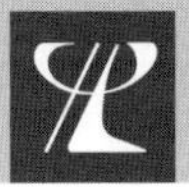

Hogrefe Verlag GmbH & Co. KG
Rohnsweg 25 · 37085 Göttingen · Tel: (0551) 49609-0 · Fax: -88
E-Mail: verlag@hogrefe.de · Internet: www.hogrefe.de

Fortschritte der Neuropsychologie

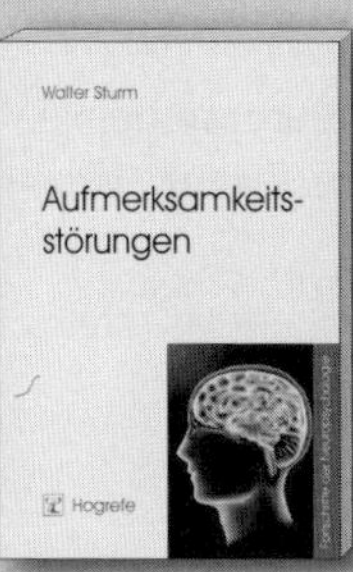

Walter Sturm

Aufmerksamkeits-störungen

Band 4: 2005, X/109 Seiten,
€ 19,95 / sFr. 34,90
(Im Reihenabonnement
€ 15,95 / sFr. 28,50)
ISBN 978-3-8017-1749-0

Das Buch präsentiert den aktuellen Kenntnisstand zur Aufmerksamkeitsforschung sowie zum Verlauf und zur Prognose von Aufmerksamkeitsstörungen nach Hirnschädigung. Neben einem allgemeinen Leitfaden zur neuropsychologischen Diagnostik werden theorieorientierte Diagnose- und Therapieverfahren ausführlich vorgestellt. Ein Schwerpunkt liegt hierbei im Einsatz computergestützter Therapieverfahren.

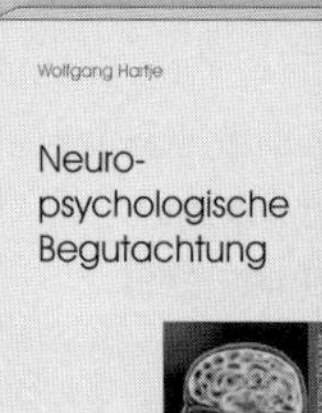

Wolfgang Hartje

Neuro-psychologische Begutachtung

Band 3: 2004, VI/102 Seiten,
€ 19,95 / sFr. 34,90
(Im Reihenabonnement
€ 15,95 / sFr. 28,50)
ISBN 978-3-8017-1667-7

Der Band vermittelt die allgemeinen rechtlichen Rahmenbedingungen und Grundsätze der Begutachtungstätigkeit, erläutert die Besonderheiten der neuropsychologischen Begutachtung und veranschaulicht das Vorgehen anhand ausführlicher Fallbeispiele. Der Band eignet sich auch für die Vermittlung der Begutachtungsaufgabe in der klinisch-neuropsychologischen Ausbildung.

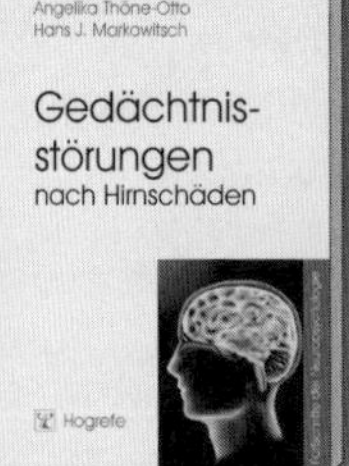

Angelika Thöne-Otto
Hans J. Markowitsch

Gedächtnis-störungen nach Hirnschäden

Band 2: 2004, VI/92 Seiten,
€ 19,95 / sFr. 34,90
(Im Reihenabonnement
€ 15,95 / sFr. 28,50)
ISBN 978-3-8017-1665-3

In diesem Band wird zunächst eine Einführung in die verschiedenen Arten von Gedächtnisstörungen, in Modelle zu ihrer Differenzierung sowie in funktionell neuroanatomische Zusammenhänge gegeben. Diagnostische Verfahren werden im Überblick vorgestellt und bewertet. Schließlich wird das therapeutische Vorgehen detailliert vorgestellt und anhand eines Fallbeispiels verdeutlicht.

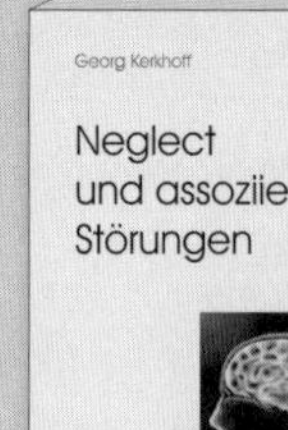

Georg Kerkhoff

Neglect und assoziierte Störungen

Band 1: 2004, VII/108 Seiten,
€ 19,95 / sFr. 33,90
(Im Reihenabonnement
€ 15,95 / sFr. 27,80)
ISBN 978-3-8017-1663-9

In diesem Band finden Therapeuten sämtliche Informationen für die gezielte Behandlung von Patienten mit einem Neglect. Das aktuelle Wissen über Neglect, Extinktion, Unawareness und posturale Defizite nach Hirnschädigungen wird auf anschauliche Weise präsentiert. Detailliert werden alle derzeit bekannten Behandlungsverfahren dargestellt.

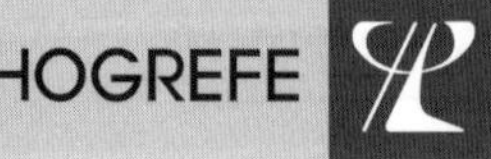

Hogrefe Verlag GmbH & Co. KG
Rohnsweg 25 · 37085 Göttingen · Tel: (0551) 49609-0 · Fax: -88
E-Mail: verlag@hogrefe.de · Internet: www.hogrefe.de